Recetario
infantil
vegetariano

María Elena Figueroa
María Elena Díaz

RECETARIO VEGETARIANO

Para NUTRIR bien
a NIÑOS
melindrosos

Cómo balancear los nutrientes
para tener hijos sanos

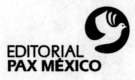

EDITORIAL
PAX MÉXICO

COORDINACIÓN EDITORIAL: Matilde Schoenfeld
PORTADA: Víctor M. Santos Gally

© 2006 Editorial Pax México, Librería Carlos Cesarman, S.A.
       Av. Cuauhtémoc 1430
       Col. Santa Cruz Atoyac
       México, D.F. 03310
       Teléfono: 5605 7677
       Fax: 5605 7600
       editorialpax@editorialpax.com
       www.editorialpax.com

Primera edición
ISBN 978-968-860-683-4
Reservados todos los derechos
Impreso en México / *Printed in Mexico*

Índice general

Planear y balancear

Los primeros años de vida son decisivos en el desarrollo físico, emocional y mental de un ser humano. En esta etapa se forman huesos, tejidos, sinapsis neuronales; se define la estatura definitiva que el individuo tendrá, así como ciertas habilidades y capacidades necesarias para un buen funcionamiento en el mundo. Es por ello que la alimentación resulta de suma importancia. Sin caer en patrones rígidos, en rutinas estrictas, y respetando los ritmos, los gustos y las necesidades nutricionales del niño, es necesario hacer un esfuerzo por planear con cierto orden las comidas.

Sin embargo, es difícil llevar la teoría a la práctica. Y si los nutriólogos nos dicen que diariamente un niño debe consumir cierto número de nutrientes y de calorías, será difícil cerciorarse de que esto ocurra. Algunas veces los bebés o los niños simplemente no quieren comer, sea porque están enfermos, saturados, o simplemente porque están más interesados por lo que pasa en el mundo que por la comida. Esos días quizás se conformen con cualquier alimento ligero y de consumo rápido, o con algunos líquidos. Y será normal. Otras veces parecerá que su apetito se ha triplicado, y también será normal.

Hay que tomar en cuenta que las propuestas nutricionales son guías, puntos de referencia, y que los nutrientes básicos deben ser más o menos cubiertos en el lapso de algunos días, si es que no son cubiertos a diario. Si una niña no consume hierro un día, entonces será conveniente que lo haga al día siguiente; si faltó vitamina A o C en la comida de un día, tendrá que aparecer en alguno de los días posteriores. Por otro lado, hay que confiar en la sabiduría de cada organismo. Si en la casa hay suficientes alimentos sanos y nutritivos, el niño sabrá cómo regular su consumo calórico y nutricional, siempre y cuando sus gustos no estén ya demasiado alterados por comida chatarra, alimentos excesivamente azucarados, dulces de moda que anuncian por la televisión, o refrescos embotellados.

Es fundamental recordar que en una dieta ovo-lacto-vegetariana, el único riesgo posible (y remediable, por supuesto) es el insuficiente consumo de hierro. Por ello hay que cuidar el insumo de alimentos que contengan cantidad suficiente de este mineral. Por lo demás, es una dieta sin riesgos, sana, nutritiva y muy saludable.

Uno de muchos estudios sobre vegetarianismo es el elaborado por el grupo farmacéutico MSD, que ha encontrado en sus investigaciones que los ovo-lacto-vegetarianos tienden a vivir más tiempo y a desarrollar menos enfermedades serias que los individuos que comen carne. Además, una dieta vegetariana generalmente se acompaña de hábitos saludables, como no consumir alcohol o tabaco, y hacer ejercicio, lo cual contribuye a una mejor salud. Otro estudio del Physician's Committee for Responsible Medicine demuestra que una dieta vegetariana es preventiva de todo tipo de cáncer en niños y adultos.

El asma, que cada día más afecta a miles de menores en todo el mundo, encuentra alivio y recuperación parcial o total con esta dieta. Se ha encontrado también que las niñas y los niños vegetarianos alcanzan más tardíamente la pubertad, lo cual es muy bueno, ya que la menarquia (la primera menstruación) precoz se considera un factor de riesgo para la aparición del cáncer mamario.

Muchos estudios revelan que una pubertad prematura se debe en gran medida al consumo de las hormonas que los animales comestibles reciben en sus alimentos. Cabe decir además que una pubertad tardía prolonga la expectativa de vida. Esto en ningún momento implica un mal desarrollo sexual, sino por el contrario, por el menor consumo de hormonas, el niño logra un desarrollo sano y normal. Las mujeres embarazadas que son vegetarianas presentan menos preeclampsia; heredan menos alergias a sus hijos, y producen una leche más pura en términos de drogas, antibióticos y contaminantes. (Para más información, se recomienda visitar las páginas de la Red: http://www.betterhealth.vic.gov.au y http://www.pcrm.org).

Principios básicos de la nutrición
(basado en Eisenberg, Murkoff y Hathaway, 1990):

1. Todo cuenta. Si el niño come poco, que coma alimentos nutritivos, en vez de calorías vacías.
2. No todas las calorías tienen la misma calidad. Alimentos refinados y azucarados suelen ser calorías vacías, que satisfacen las necesidades calóricas del niño y no aportan nutrientes. Hay que escoger alimentos nutritivos y que a la vez aporten calorías.
3. No hay que saltarse comidas; hay que procurar que el niño desayune, coma y cene, independientemente de las entre comidas, si es que las acostumbra.
4. Para problemas de peso, las dietas no funcionan, sino la adecuada selección de alimentos. Es conveniente que el niño tenga acceso a alimentos de buena calidad que, en caso de sobrepeso, no engorden, y en caso de falta de peso, aporten grasas y carbohidratos.

5. Fomentar el consumo de carbohidratos complejos, que proveen de calorías, minerales, proteínas, vitaminas y fibra: frijoles, pan integral, chícharos, entre otros.
6. Limitar el azúcar al máximo, incluso el azúcar mascabado, la miel y otros edulcorantes naturales. Usar de preferencia éstos últimos en vez del azúcar refinado.
7. Evitar al máximo alimentos enlatados, procesados, con químicos y conservadores.
8. Dar buen ejemplo; comer como queremos que el niño coma. Que vea en los padres buenos hábitos, porque eso es más fuerte y contundente que lo que le podamos explicar.

Balancear alimentos

La malnutrición es el resultado del desequilibrio entre las necesidades del organismo y el consumo de nutrientes, lo que puede conducir a síndromes de deficiencia, depresión, toxicidad u obesidad (vea www.msd.com.es). Esto quiere decir que por malnutrición se puede entender tanto la subalimentación como la sobre alimentación (la sobresaturación de proteínas y de carbohidratos, o bien de vitaminas, acompañada de falta de ejercicio). Por ello es indispensable el equilibrio y el balance de los nutrientes, así como acabar de una vez con la falsa idea de que hay que consumir muchas proteínas para estar saludable. Las proteínas que no son utilizadas se convierten en grasas, así que es mejor consumir dosis adecuadas (en ningún momento menos) y no excesivas. En una dieta ovo-lacto-vegetariana es necesario vigilar el adecuado consumo de: calcio, hierro, vitamina B12, ácido fólico, zinc, lo que se logra con una dieta sana y balanceada, sin tener que recurrir al consumo de carne. En la siguiente página presentamos un cuadro con las cantidades diarias recomendadas de los principales nutrientes:

Abajo presentamos los alimentos básicos que no pueden faltar en una dieta sana; puede servir como guía diaria o punto de referencia para equilibrar los alimentos que consume el niño:

• 2 porciones de vegetales (al menos una que sea de vegetales verdes: espinacas, acelgas, brócoli, quelites, etc.)
• 1-4 porciones de fruta
• 6 porciones de granos, legumbres, semillas y/o nueces (en atoles, panes integrales, cereales, sopas)
• 3 porciones de productos lácteos o huevo
• 4-6 porciones o raciones de líquidos (agua natural o de fruta sin azúcar).

Edad	1-3 años	4-6 años	7-10 años
Proteína (gramos)	16	24	28
Vitamina A	400	500	700
Vitamina D	10	10	10
Vitamina E	6	7	7
Vitamina K	15	20	30
Vitamina C	40	40	40
Tiamina (B1) (mg)	.7	.9	1.1
Riboflavina(B2;mg)	.8	1.1	1.3
Niacina(B3) (mg)	9	12	13
Vitamina B6 (mg)	1	1.1	1.4
Ácido fólico	50	75	100 microgramos
Vitamina B12	.7	1	1.4 microgramos
Calcio (mg)	800	800	800
Magnesio (mg)	80	120	170
Hierro (mg)	10	10	10
Fósforo (mg)	800	800	800
Zinc (mg)	10	10	10
Yodo	70	90	120 microgramos
Calorías	1000-1250	1500	2000

Con ello podemos lograr cubrir los doce elementos esenciales para la buena nutrición diaria del niño y la niña:

Calorías; proteínas; vitamina C; hierro; calcio; vegetales verdes; vegetales y frutas amarillos; vegetales y frutas de otros colores; grasas; sal (reducida al mínimo); líquidos, y carbohidratos complejos (frijoles, pan integral, avena).

Hay que recordar que los vegetarianos tienen que cuidar especialmente el insumo de tres nutrientes básicos:

• Vitamina B12, que sólo se encuentra en alimentos derivados de fuentes animales y no vegetales (huevo, lácteos). Si no se consumen estos alimentos, es necesario tomar un suplemento.
• Hierro, que se encuentra en lentejas, espinacas, brócoli, yema de huevo. El consumo de vitamina C ayuda a la buena asimilación del hierro. Una dieta demasiada alta en fibras evita su asimilación.

- Proteínas, que surgen de adecuadas combinaciones de legumbres, cereales, lácteos y nueces entre sí. Cuando hay intolerancia a la lactosa o a los lácteos en general, el consumo regular de los otros tres nutrientes, en forma balanceada, es suficiente.

Finalmente, presentamos una tabla con los contenidos nutritivos de algunos alimentos de consumo frecuente. Es sólo una guía; hay que tener confianza en el sentido común y en las necesidades de cada quién. Una dieta balanceada, sana y moderada seguramente cubrirá todas las necesidades nutritivas de las niñas y los niños.

Cambios en las necesidades del bebé después del primer año de vida

Si bien el crecimiento de cada niño es individual y gradual, cerca del primer año de vida se manifiestan cambios importantes en el desarrollo de todos los bebés. Poco antes o poco después, el pequeño aprenderá a caminar y su visión del mundo se transformará sustancialmente. El desarrollo del lenguaje no tarda en comenzar, y sus capacidades psicomotoras, gruesa y fina, se han desarrollado tanto durante estos meses de vida que puede manipular muchos más objetos que antes. Asimismo, el bebé ya tiene dientes, lo que hace que su alimentación se haya transformado poco a poco.

Entre el primer y el segundo año de vida, los bebés son muy curiosos, y se puede aprovechar esa actitud para introducir, sin forzar, nuevos alimentos. Si rechaza alguno, no quiere decir que no le guste. Hay que esperar y volver a ofrecerlo después de unos días. A veces un bebé muestra un gran gusto por algo, y de repente, deja de consumirlo. Por ello hay que tener paciencia, ofrecer una gran variedad de alimentos con diferentes sabores, colores y texturas, y así educarlo para que acepte y disfrute una gran variedad de nutrientes. Cuando se ofrece algún alimento nuevo, es posible que funcione ofrecerlo primero, antes que los alimentos conocidos, o bien ofrecerlo junto con otro alimento que le gusta al pequeño y que acepta bien.

A partir del primer año, el bebé ya puede comenzar a comer algunos alimentos que antes le estaban prohibidos: fresas, nueces, huevo (nunca crudo), miel, chocolate, que enriquecerán su dieta. Asimismo, el consumo de legumbres, ricas en nutrientes, puede ser mayor: lentejas, habas, garbanzos, frijoles, chícharos, que en potajes y sopas con verduras pueden ser comidas fundamentales en su desarrollo.

Conforme pasa el tiempo, el niño podrá involucrarse más en las comidas de los mayores y comer lo que ellos comen. Alimentos picantes, muy grasosos, o condimentados, deberán evitarse, a menos que el niño los quiera probar. Conforme crece, el niño también puede participar en ciertas actividades relacionadas con la comida: escoger ciertos alimentos en el mercado, lavar verduras, revolver mezclas para panes o pasteles; en fin, hay numerosas actividades no riesgosas (aunque siempre es indispensable la presencia de un adulto en ellas) y divertidas que lo pueden acercar más al mundo de la nutrición y la alimentación.

Partimos del hecho de que el vegetarianismo, en todas sus variantes, es cada vez más aceptado como una dieta óptima para los seres humanos, e incluso socorrida como medio de curación y de mantenimiento de una buena salud. Antes del primer año de vida, la leche materna, o en su defecto, la fórmula maternizada, será el alimento fundamental del bebé. A los 5 o 6 meses, comienza la ablactación, osea, la introducción de alimentos sólidos. Para el primer año de vida, los bebés poseen un repertorio más o menos variado de alimentos probados, preferidos o rechazados. De cualquier modo, el hecho de que los padres tengan información sobre nutrición, así como buenos hábitos alimen-ticios, contribuirá a un sano desarrollo del bebé, y sobre todo, al gusto por la buena comida.

En esta obra se presentan recetas sanas, sencillas y nutritivas que pueden ser la base de una comida atractiva y saludable para toda la familia.

La edad escolar

En la actualidad, alrededor de los tres años de edad se inicia la etapa escolar. La rutina diaria del niño se ve transformada: sus horarios, las personas con las que convive; todas sus actividades se ven alteradas y enriquecidas. Inicia una etapa de socialización totalmente nueva. Su entorno familiar sigue y seguirá siendo fundamental, pero conforme vaya creciendo, el espacio escolar, así como otros espacios sociales, irán cobrando cada vez mayor importancia, e irán influyendo también de manera sustancial su forma de ver y de actuar en el mundo.

alimento 100 gr.	calorías Kcal.	proteína Gr.	grasas Gr.	carbohidratos Gr.	calcio Mg.	hierro Mg.	Vit. B1 Mg.	Vit. B2 Mg.	Vit. B3 Mg.	Vit. C Mg.	Vit. A mcg Eq
Arroz	364	7.4	1	78.8	10	1.1	.23	.03	1.6	0	0
Avena	367	10.8	3.1	73.8	61	3.3	.53	.11	.8	0	0
Cebada	346	9	1.9	75.4	55	4.5	.38	.20	7.2	0	.5
Tortilla	224	5.9	1.5	47.2	108	2.5	.17	.08	.9	0	2
Pan blanco	292	8.4	.3	62.1	39	3.5	.26	.04	1	0	0
Pan integral	238	8.1	.6	54	41	.7	.31	.18	1.1	0	0
Frijol bayo	332	22.7	1.8	58.5	200	5.7	.69	.14	1.7	0	0
Frijol negro	322	21.8	2.5	55.4	183	4.7	.63	.17	1.8	1	1
Garbanzo	373	20.4	6.2	61	105	8.9	.74	.17	1.5	0	7
Lenteja	331	22.7	1.6	58.7	74	5.8	.69	.19	2	0	4
Soya	331	37.3	3.9	40.2	187	8.3	.70	.10	1.6	0	0
Ajonjolí	575	14.9	52.2	21.1	728	9.5	1.25	.25	5	0	0
Acelga	27	2.9	.3	4.8	62	3.9	.05	.23	.5	6	404
Aguacate	144	1.6	13.5	7.6	24	.5	.09	.14	1.9	14	20
Ajo	151	3.5	.3	36.2	19	1.5	.08	.11	.9	99	7
Berro	26	3.6	.8	2.9	155	2.6	13	.20	1.5	51	312
Betabel	49	2.1	.2	10.9	21	1.5	.02	.05	.3	20	0
Calabacita	18	1.8	.1	3.7	25	5	.06	.06	.5	13	27
Chayote	26	1	6.3	6.3	27	1	.03	.07	.4	8	0
Elote	137	3.6	1.4	32.6	16	2	.18	.08	2.9	11	11
Espinaca	16	2.9	.4	1.7	66	4.4	.10	.16	.5	40	323
Jitomate	11	.6	.1	2.4	59	.4	.07	.05	.8	17	507
Lechuga	19	1.3	.1	4.1	25	.6	.14	.05	.3	6	44
Nopales	27	1.7	.3	5.6	93	1.6	.03	.06	.3	8	41
Pepino	12	.9	.2	2.4	24	2.5	.03	.04	.3	13	1
Poro	55	1.6	0	13.2	41	1.9	.09	.06	.4	11	2
Zanahoria	44	.4	.3	10.5	26	1.5	.04	.04	.05	19	654
Papa	76	1.6	.1	17.5	13	2.7	.07	.03	1.1	15	0
Guayaba	55	1	.4	13.5	33	1.3	.04	.04	1.3	199	30
Limón	30	1	.2	9.2	55	1.5	.06	.03	.2	42	4
Mango	46	.9	.1	11.7	19	1.5	.06	6.08	.6	65	208
Naranja	40	1	.1	10	48	1	.09	.04	.3	76	13
Papaya	25	.5	.1	6.2	23	.5	.05	.04	.30	48	22
Pera	61	.5	.2	15.9	9	2	.03	.07	.2	7	1
Piña	33	.6	.1	8.4	35	.5	.07	.04	.2	26	12
Plátano	86	1.2	.3	22	13	2.3	.06	.04	.5	13	63
Tuna	38	.3	.1	10.1	63	.8	.01	.02	.3	31	4
Uva	68	.6	.7	16.7	12	.9	.05	.04	.5	3	1
Leche en polvo	497	27.6	26	38.9	902	.8	.36	1.87	.7	0	394
Leche	58	3.5	3.4	3.5	13	.3	.05	.10	.1	1	28

alimento 100 gr.	calorías Kcal.	proteína Gr.	grasas Gr.	carbohidratos Gr.	calcio Mg.	hierro Mg.	Vit. B1 Mg.	Vit. B2 Mg.	Vit. B3 Mg.	Vit. C Mg.	Vit. A mcg Eq
Queso fresco	127	15.3	7	5	684	.3	.02	.24	.1	0	70
Queso Oaxaca	317	25.7	22	3	469	3.3	.09	.73	.2	0	271
Requesón	93	13.1	2.9	3	92	1	.09	.91	.7	0	30
Huevo	148	11.3	9.8	2.7	54	2.5	.14	.37	.1	0	125
Azúcar refinada	384	0	0	99	0	0	0	0	0	0	0
Piloncillo	356	.4	.5	90	51	4.2	.02	.1	1.3	2	3
Miel	302	.2	0	78	20	.8	.01	.07	.2	4	0
Dátiles	107	1.7	.3	27.3	51	1.3	.07	.05	.6	6	12

En esta etapa las necesidades nutricionales van cambiando. Habrá más demanda de nutrientes que aporten calorías de buena calidad y proteínas. La influencia del medio determinará parcialmente los gustos e inclinaciones alimenticias del niño, y esto dependerá de varios factores, tales como su temperamento, sus hábitos previos, del contraste entre éstos y los hábitos de sus nuevos compañeros. De cualquier modo, el ejemplo y los hábitos en casa serán siempre los de mayor peso, si hay una constante que mantienen y respetan los padres.

La importancia del desayuno

En esta etapa la importancia del desayuno es mayor que antes. Más que cualquier otra comida, la primera, antes de empezar las actividades diarias, aportará a niñas y niños, calorías y nutrientes esenciales para su buen rendimiento físico y mental. Es sabido que en nuestro país muchos niños van a la escuela sin desayunar, y su rendimiento es bajo, presentan debilidad, poca o nula concentración, irritación, así como poca energía para realizar múltiples actividades. El desayuno no tiene que ser muy pesado ni consistir de muchos alimentos. Basta con un conjunto de nutrientes que incluya carbohidratos de buena calidad, proteínas y líquidos, para que el niño pueda rendir y aprender adecuadamente. Es mejor un buen desayuno balanceado que una cena pesada y difícil de digerir.

El azúcar

El tema del azúcar ya no es tan polémico como antes. Es del conocimiento popular que es adictiva y que genera muchos problemas, físicos y emocionales, en niños y adultos. Los nutriólogos más radicales, como M.

O. Bruker (1994), afirman con contundencia que es el peor de los venenos existentes. Vivimos en una sociedad condicionada a consumirla en grandes cantidades, con pocas alternativas para sustituirla; sin embargo, la reducción de su consumo puede ser gradual, real y eficaz.

Sin duda alguna, hay que aclarar que hay muchos tipos de azúcar (como la glucosa, la fructosa, la sacarosa, la maltosa, la lactosa, la dextrosa, y otros) que en muchos casos tienen funciones específicas necesarias dentro del organismo. Hay además azúcar refinado, azúcar moreno o mascabado, piloncillo, y el excedente del proceso de producción de azúcar, que es la melaza. Hay edulcorantes naturales, como la miel y los concentrados de frutas, y edulcorantes artificiales, como el aspartame, la sacarina, el ciclamato y el sorbitol, entre otros (que no deben ser consumidos, bajo ninguna circunstancia, por menores). Evidentemente, el consumo de azúcar es indispensable para el funcionamiento adecuado del organismo, y dicho consumo lo hacemos cuando ingerimos fruta (fresca o seca), carbohidratos no refinados, leche y otros alimentos. El problema reside cuando consumimos azúcar refinado (y mascabado también, ya que a veces es azúcar refinado pigmentado) en exceso, y se empeora si a la vez tenemos una dieta pobre en vitaminas. Actualmente se consume mucho más azúcar refinado que en cualquier otra época. La industria azucarera, básicamente a través de los medios de comunicación, ha llegado a tener un poder real sobre nuestros gustos, tendencias y hábitos alimenticios. Y por los grandes intereses económicos que están de por medio, en general no se sabe lo perjudicial que puede ser el excesivo consumo de alimentos azucarados procesados. La nutrición de la mayoría de los habitantes de países occidentales y occidentalizados es muy pobre en nutrientes, aunque excesivamente alta en calorías y carbohidratos no alimenticios. Mientras que en muchos países en desarrollo la malnutrición se traduce en una subalimentación, en los países desarrollados, la malnutrición se da por sobrealimentación, que puede producir enfermedades graves.

Según el doctor alemán M.O. Bruker (1994), el problema fundamental con el consumo de azúcar refinado es que al ser un carbohidrato puro, no compuesto por varias sustancias, se digiere con mucha rapidez, y para que esto se logre, utiliza enormes cantidades de vitaminas del complejo B, y éstas son necesarias también para descomponer otros alimentos, como las proteínas. Además, difícilmente en la dieta normal de un individuo se encuentra un exceso de vitamina B, que sería necesario para contrarrestar el consumo de azúcar. Más bien se tiende a consumir menos de lo necesario (la principal fuente de vitamina B son los cereales integrales, que son consumidos por pocas personas).

Los efectos de un déficit de vitamina B1, B2, niacina, y biotina (todas ellas del complejo B) son cansancio, falta de apetito, ansiedad, insomnio, irritabilidad, alteraciones en las funciones digestivas, encanecimiento prematuro, depresión, pérdida de peso, estreñimiento, partos prematuros, problemas oculares, problemas de la piel, detención del crecimiento, entre muchos problemas más, incluso más graves. Los niños, con la carencia de tales vitaminas, presentan rechazo a la comida, hinchazón o flaccidez estomacal, cólicos, vómitos, diarrea, micción (excreción de la orina) reducida, entre otros síntomas. Además, las vitaminas del complejo B tienen una relación especial con el funcionamiento del sistema nervioso y que éste, a falta de suficientes vitaminas de tal complejo, puede desarrollar muchos problemas relacionados con estados depresivos, irritabilidad, falta de memoria, entre otros. Por otro lado, el exceso de consumo de azúcar puede disparar una diabetes latente, generar obesidad, problemas estomacales e intestinales, caries y debilidad de los dientes; así como empezar a generar enfermedades posteriores, tales como las reumáticas y de las arterias; alergias, y propensión a infecciones.

No siempre es claro qué productos contienen azúcar añadido, y no siempre podemos prescindir totalmente del azúcar refinado y llevar una dieta absolutamente integral. Pero sí podemos cuidar que nuestros niños no desarrollen un gusto excesivo por lo azucarado, no generen una adicción al azúcar (que es en apariencia muy placentero y culturalmente se relaciona con el afecto), y satisfagan su gusto por lo dulce con frutas, jugos, miel. Lo ideal sería eliminar el azúcar de nuestra dieta, pero una decisión semejante es a veces difícil –y enteramente personal. Podemos restringir su consumo (por ejemplo, en postres especiales y productos consumidos fuera de la casa, como pasteles, chocolates y dulces) a algunos días especiales, y en casa utilizar azúcar no refinado y edulcorantes naturales. El consumo de fruta fresca, fruta seca, piloncillo y miel es una buena opción. En este recetario incluimos postres elaborados con azúcar (casi siempre mascabado) y postres elaborados sin azúcar (con o sin miel). Dependerá del lector qué desea elaborar, consumir y dar a sus niños. De cualquier manera, hay que recordar que el equilibrio y la moderación son lo más importante.

La comida chatarra

La comida llamada «chatarra» es alta en azúcar refinado, sal, grasas y harina refinada, y baja en nutrientes. Además, suele contener conservadores (algunos muy riesgosos para la salud), saborizantes y colorantes artificiales. La típica comida chatarra consiste en hamburguesas, hot dogs, papas fritas, refrescos, helados, pasteles, chocolates, chicles y todo tipo de dulces en general. Es sumamente atractiva para mucha gente, en especial para los niños y adolescentes, y puede generar tal costumbre que después ya no se deseen ni se toleren alimentos sanos e integrales. El paladar se acostumbra muy fácilmente a alimentos muy dulces, o muy salados y grasosos, y es difícil –aunque no imposible– cambiar los gustos. Es además muy costosa, de procedencia, higiene y frescura dudosos; genera el hábito de comer rápido, en la calle o en el coche, sin necesidad de compartir la comida en una mesa, con otras personas, y hacer de la comida un momento tranquilo y agradable, que favorece la asimilación de los nutrientes.

En Estado Unidos, por el excesivo consumo de este tipo de comida, más de la mitad de la población sufre sobrepeso. Una dieta basada en este tipo de alimentación, sin más alternativa, genera alteraciones en la conducta, tales como agresividad, violencia e irritabilidad, y se asocia con la conducta delincuente.

Tal vez sea difícil erradicar por completo la comida chatarra de la alimentación de niñas y niños debido a la influencia de la televisión, la escuela y los amigos, que es a veces fuerte. Limitar y dar opciones es lo mejor. Por ejemplo, consumir constantemente pizzas compradas no es muy sano, pero prepararlas en casa, de vez en cuando, con ingredientes integrales, de buena calidad, son una opción nutritiva: la harina integral, el queso, el jitomate, las verduras que se le añadan pueden constituir un buen conjunto de nutrientes. Lo mismo puede pasar con hamburguesas hechas de soya texturizada, lentejas o de champiñones. Comer alimentos fritos muy de vez en cuando tampoco es algo peligroso, siempre y cuando no se haga rutina.

Algunas sugerencias que pueden servir ante el problema del consumo de comida chatarra son las siguientes: 1) no dar a los niños comida chatarra como premio; 2) no prohibirla de manera terminante, pues puede tener un efecto contraproducente; 3) generar buenos hábitos alimenticios en los niños desde que son pequeños; 4) tener siempre comida nutritiva y atractiva a la mano, o en el refrigerador, a un nivel accesible para los pequeños; 5) reducir en casa el consumo de alimentos fritos; 6) darse cuenta y vivir con la conciencia de la importancia de la buena nutrición, tanto para nosotros, los adultos, como para ellos, los pequeños.

Por otro lado, desde una temprana edad, inculcar en niñas y niños hábitos fundamentados en la nutrición puede tener buenos efectos. No tenemos que ser especialistas ni hacer de ellos expertos en nutrición, pero podemos decirles, por ejemplo, que las vitaminas que tienen las naranjas o los pepinos que se están comiendo son buenas para que no se enfermen, y que la vitamina K que tienen las lechugas y los jitomates hace que la sangre coagule mejor cuando se cortan. O bien, que la vitamina A es buena para los ojos, y que se encuentra en las zanahorias. No se trata de saturarlo de datos, sino de crear, como si fuera un juego, buenos hábitos con información.

Las dietas

Es más o menos común encontrar niñas y niños que desde temprana edad son sometidos a dietas, y/o que se preocupan por su peso desde muy temprana edad (evidentemente a raíz de la preo-cupación o presión de los padres y de otros individuos con los que conviven). Curiosamente, dicha preocupación u obsesión casi nunca va acompañada de información nutricional adecuada y/o de hábitos sanos y moderados en la alimentación. Es cada día más común, además, encontrar a niñas y niños que desde pequeños presentan problemas de obesidad y sobrepeso.

Este problema es menos común en niñas y niños vegetarianos, por su bajo consumo de grasas saturadas y azúcar refinado. Sumamente importante es, además, el hecho de que los niños que fueron amamantados por sus madres presentan en mucha menor proporción este problema que aquellos que fueron alimentados con leche de fórmula.

No es nada sano, ni física ni emocionalmente, someter a dietas a los niños. Es preferible seleccionar los alimentos que se tienen en casa y que se ponen en la mesa a la hora de la comida. Si el niño vive en un entorno familiar sano y afectuoso, y en su casa se le prepara comida rica y nutritiva, que es también consumida por sus padres, seguramente podrá mantenerse en equilibrio y normalizar su peso. La prohibición de ciertos alimentos puede dar lugar a que el niño se obsesione y los coma a escondidas. Es mejor, como ya se ha dicho, limitar y ser selectivo en lo que se tiene en casa.

Entre comidas

Los alimentos entre comidas son constante tema de discusión. Hay quienes los acostumbran; hay quienes no. Hay personas que desde pequeñas tienen hábitos y horarios de comida determinados y precisos; hay quienes necesitan comer un poco varias veces al día para sentirse bien. Lo ideal es que el niño aprenda hábitos y rutinas; que haga por lo menos tres comidas más o menos sustanciales. Sin embargo, las necesidades del niño cambian; a veces necesita comer más, a veces menos. Hay que confiar en las demandas y necesidades cambiantes de su cuerpo, siempre y cuando lo que le ofrezcamos sea nutritivo; él o ella sabrá intuitivamente cómo combinar los alimentos que su organismo necesita.

Las entre-comidas no son malas, en general; en realidad tienen ventajas: compensan comidas principales que no se hicieron completas por alguna razón; suministran mayores fuentes de energía y de nutrientes. Hay niños que no comen bien en las comidas principales (porque se sienten presionados, cansados, o por alguna otra razón); a ellos les viene bien comer algunas veces más, durante el día, pequeñas dosis de alimentos nutritivos, tales como jugos, frutas y galletas integrales. Es importante que las entre comidas no interfieran en las comidas principales; si un niño se come una galleta o un jugo (o un chocolate o refresco) media hora antes de la comida, es seguro que no comerá adecuadamente. Por otro lado, es importante no hacer de la comida un premio sistemático porque los niños asocian el comer con una gratificación y no como algo más básico, importante y necesario. Tampoco es conveniente utilizar el postre (y menos si ha sido elaborado con productos refinados) como el premio por comerse las espinacas. Eso hará que el postre sea algo "bueno" y "sabroso" y las espinacas, o el resto de la comida, algo "negativo" y de mal sabor, que se le impone a la fuerza.

El agua

Es un hecho que el ser humano puede sobrevivir sin alimentos durante semanas, pero no sin agua. El cuerpo humano está conformado en gran medida por líquidos: de 55% a 75% de su estructura es agua. Constituye 80% de la sangre; 73% de los músculos; 25% de la grasa, y 22% de los huesos. Además, permite la formación de la orina, el sudor y los jugos gástricos. El cuerpo no puede almacenar agua largos periodos de tiempo, por ello hay que suministrársela constantemente. La cantidad de agua que necesitamos depende de nuestro metabolismo, de nuestra edad, del clima en el que vivimos, de la comida que consumimos y del nivel de actividad que tenemos. Un adulto necesita, sin embargo, más o menos, de ocho a diez vasos de agua al día. Un niño, por lo menos de cuatro a seis raciones de agua pura diariamente, sin contar lechadas, atoles, jugos y caldos.

El agua también es necesaria en nuestro organismo para mantener niveles adecuados de sangre; para regular la temperatura mediante el sudor; para lubricar las articulaciones; para ayudar a eliminar toxinas; para mantener las mucosas húmedas; para evitar el estreñimiento y permitir una buena digestión; para acarrear los nutrientes a los diferentes tejidos y humectar la piel, entre otras cosas. Son los riñones, junto con el hipotálamo, quienes regulan y nivelan la cantidad de agua en el organismo. Como el cuerpo pierde mucha agua cada día, y ésta debe ser repuesta, cuando no hay suficiente, el hipotálamo manda una señal a los riñones para que se excrete menos orina y manda una señal para que, mediante la presencia de la sed, el organismo obtenga más agua. Así que tomar agua no genera retención de líquidos; más bien es al revés: si no hay suficiente consumo de agua, los riñones no excretan suficiente orina.

El agua está presente en prácticamente todos los alimentos, hasta en los más secos. Sin embargo, tomar líquidos (agua, jugos, caldos) es indispensable. Uno de los mejores hábitos que un niño, desde edad temprana, debe adquirir, es el consumo de agua natural sin azúcar, saborizantes o colorantes. No debe esperar a ser adulto para adquirir este hábito. El consumo de agua, desde el inicio de su vida, es fundamental. Asimismo hay que cuidar que cuando el niño tenga una fuerte actividad física, o se encuentre en un lugar muy caluroso, ingiera suficiente agua. El peligro de deshidratación, sobre todo en bebés y niños pequeños, es común. El calor, el vómito, la diarrea, la falta de agua, son algunas de las causas de la deshidratación. En ese caso, es indispensable la asistencia médica.

Necesidades emocionales y comida

Algunas personas tienden a sustituir el cariño, la seguridad, el afecto, por comida. Así, ésta se puede volver un importante satisfactor que no sólo sea placentero y que nutra a la persona, sino que cubra y esconda angustia causada por otras razones, que debe ser tratada y solucionada por otras vías. La comida no puede ser un refugio para el niño inseguro, falto de afecto, ni tampoco el premio o la recompensa por haberse portado bien. En el caso de los dulces y los postres, es muy común que los asociemos con los premios: «si te comes las verduras, te doy ese pastel de chocolate». «Si no comes espinacas, no comes dulces», y es cierto que si el niño no come adecuadamente, sería poco sensato darle azúcares y harinas no siempre nutritivas. Sin embargo, es quizás más sano quitarle al postre la etiqueta de algo maravilloso, de la única comida que sabe bien, y por el que hay que sacrificarse comiendo alimentos desagradables. La comida es comida y hay que fomentar la idea de que toda es deliciosa, además de que puede y debe ser nutritiva. Así, quizás el niño piense que tanto las espinacas como el pastel de chocolate son ricos y disfrutables, e ir aprendiendo que la nutrición es una interesante experiencia acerca de lo que el mundo nos ofrece para desarrollarnos y vivir bien.

Nuestro ejemplo como padres, o como adultos, es fundamental; también lo son nuestras actitudes. Romper con prejuicios, con frases que se repiten sin pensar, con ideas que no podemos generalizar ni heredar a nuestros hijos, es bastante sano. Por ejemplo, es común decir: «yo odiaba las matemáticas...son intrincadas y espantosas», o «¿a quién le gustan las verduras?», «ni modo, te tienes que comer el brócoli», «el agua natural sabe feo; mejor me tomo un refresco». Es mejor no hacer ese tipo de juicios, pues resulta que antes de que la niña o el niño descubran que efectivamente sí le gustan las matemáticas, el brócoli o el agua natural, ya está predispuesto a lo contrario. Además, una actitud más neutra es en principio un ejemplo del respeto que nos deben esos pequeños que están a nuestro cargo, pero que tienen su propia vida, necesidades, gustos y deseos. Ésa sería una muestra más consistente de afecto.

La presión del exterior: el niño vegetariano en contacto con el mundo

Ser vegetariano en un mundo básicamente no vegetariano no es fácil. Lo mismo sucede si una persona profesa una religión diferente a la común en su sociedad, o si sus costumbres, cultura y color de piel son diferentes a lo común en el espacio en el que se desenvuelve. Es por ello que el fortalecimiento de la identidad vegetariana debe ser acompañada de una educación para apreciar la libertad, la tolerancia y el respeto por la diferencia e individualidad de otros.

Los niños son muy sensibles a las presiones del exterior; en gran medida aprenden por imitación, desean ser como los demás, y por supuesto, quieren pertenecer a un grupo y ser aceptados por él. Aún no tienen una convicción fortalecida, ni quizás el coraje para defender su forma de ser, de vivir, de comer. Por ello es importante que tengan fundamentos y estén informados; que se sientan orgullosos de su forma de vivir; que conozcan a otros niños vegetarianos; que tengan amigos «iguales» a ellos; que aprendan a respetar el punto de vista de los demás, sin dejar de defender los propios. Seguramente ése será un aprendizaje importante para la vida en general.

Hay niños más susceptibles que otros a las presiones del exterior, y hay padres más aprehensivos que otros a ese respecto. Muchos padres vegetarianos (que incluso prescinden del huevo y los lácteos) se preocupan más de que sus hijos no coman dulces refinados a que coman carne (ver Yntema, 1980). Algunos aceptan que sus hijos prueben la carne para que no se queden con la curiosidad; otros suelen ser más rígidos al respecto. Pero más allá de eso, lo decisivo es el aprendizaje de la importancia ética y de salud para sí mismo y para el planeta del vegetarianismo. Desde pequeño, es conveniente explicarle que su familia ha decidido no comer animales, que sienten y sufren; que todos los seres sintientes son iguales aunque haya diferencias; hacerle notar diferencias en seres humanos en distintas épocas y diversos lugares del mundo, y a la vez, no darle importancia a las diferencias de los demás cuando no son decisivas, es decir, cuando no dañan a los otros seres humanos, y cuando son parte de su cultura y su educación.

También es importante tratar de ser consistentes, y hacer lo que se dice. Dar el ejemplo de una buena alimentación comiendo uno mismos vegetales, frutas, agua natural es lo mejor que puede uno hacer. También no consumir en exceso alimentos que son sustitutos muy evidentes de la carne ayuda a que el niño, al menos cuando es pequeño, no se confunda: salchichas, hamburguesas, jamón, milanesas vegetarianas (hechas con base en soya, trigo, gluten) pueden confundirse con los de origen animal. Y cuando el niño es pequeño, lo ideal, si es posible, es retardar su contacto con comida no vegetariana. Que los primeros años de su vida coma en su casa y en la de amigos y familiares vegetarianos le dará seguridad y lo acostumbrará a una rutina y a una alimentación claras y determinadas.

Cuando el niño es más grande, surgen maravillosas oportunidades para hablar sobre el tema y tenerlo informado y consciente de la importancia de ayudar a crear esta forma alternativa y diferente de vivir en el mundo, con más cuidado y más conciencia; de la importancia de ser respetuosos con quienes no piensan ni comen como él o ella; de que ser diferente le da a él o ella nuevas razones para vivir con felicidad, pero que no por ello se debe sentir superior ni inferior a otros.

RECETARIO I

para niñas y niños de 1 a 3 años de edad

Jugos y bebidas

A los jugos (de pera, manzana, zanahoria, papaya y plátano), se les puede añadir otros hechos con fresas, tunas, guayabas y todas las frutas y verduras que se deseen utilizar. Ejemplos de nuevos jugos para esta etapa son:

Fresas con naranja	Fresas con yoghurt
Fresas con chabacanos	Fresas con mango
Fresas con piña y naranja	Fresas con guayaba
Fresas con plátano y naranja	Fresas con manzana
Fresas con higos y naranja	Fresas con pera
Fresas con uvas	

En todos estos casos, las fresas se licúan con la otra fruta pelada y picada, o con el jugo de las mismas (como en el caso de la naranja). Se sugiere que si no se tiene absoluta seguridad de la higiene de las fresas, mejor que no se consuman. Jugos de otras frutas: piña, plátano, manzana, pera, guayaba, mango, uvas, y sus combina-ciones, serán mejores opcio nes. En esta etapa se pueden incluir también el melón y la sandía, que de preferencia deben comerse (o tomarse en jugo o agua) sin combinarse.

Jugo de tuna
•••••

3 tunas peladas
Un poco de agua

Las tunas se licúan con muy poca agua y se cuelan. La tuna es un fruto muy dulce y acuoso, y no tiene que ser diluido, ni tampoco puede ser metido en el extractor por las semillas que contiene. Si se desea, se le puede añadir un poco de jugo de limón.

Jugo de zapote con mandarina
• • • • •

1/4 de zapote negro muy maduro, sin cáscara ni semillas
2 mandarinas

Se extrae el jugo de las mandarinas y se licúa, sin semillas, con el zapote.

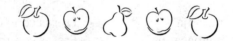

Lechadas y horchatas

A todas las lechadas y horchatas se les puede añadir un poco de azúcar mascabado, piloncillo o miel. Presentamos las recetas sin este añadido, porque también se puede prescindir de él.

Lechada de trigo germinado
• • • • •

3 cucharadas de trigo germinado
1 taza de agua
3 piezas de durazno o manzana secas

El trigo limpio se remoja 24 horas, se lava y se mantiene húmedo en un colador las horas suficientes para que germine ligeramente, después se cuece 10 minutos, se muele con la fruta seca, se cuela y se endulza si se desea.

Lechada de germinados
• • • • •

1/2 taza de germinados (de lenteja, soya, alfalfa o trigo)
2 tazas de agua

Se licúa todo y se cuela.

Lechada de ajonjolí
• • • • •

1/4 taza de ajonjolí bien lavado (no necesita remojo)
2 tazas de agua

Se muele todo en la licuadora y se cuela.

Lechada de trigo germinado y fruta
• • • • •

2 cucharadas de germinado de trigo
1 rebanada de fruta (piña, melón, papaya, manzana, etc.)
1 taza de agua

Se licúa todo y se cuela.

Lechada de semilla de girasol
• • • • •

1/4 de taza de semilla de girasol
2 tazas de agua
vainilla o jugo de limón

Se muele la semilla sin cáscara con el agua y con unas gotas de extracto de vainilla o de jugo de limón.

Lechada de frijol de soya germinado
• • • • •

1/4 taza de frijol de soya germinado
1 taza de agua purificada
miel al gusto
canela en raja

Se desinfectan los germinados; se muelen con el agua; es opcional molerlos con un pedazo pequeño de canela. Se cuela.

Leche de soya
• • • • •

1 taza de frijol de soya
4 tazas de agua
1 rajita de canela
1 pizca de sal

El frijol limpio y lavado se pone a remojar en tres tazas de agua toda la noche. Al otro día se tira el agua y el frijol se muele en una licuadora, o molino. A esta masa se le añaden 4 tazas de agua y se pone a hervir por una hora aproximadamente con la raja de canela y la pizca de sal. Se cuela y endulza al gusto. Esta leche puede ser tomada sola o como base de otra lechada, por ejemplo licuada con un poco de coco rallado, o con germinados.

Lechada de almendras
• • • • •

7 u 8 almendras
1 vaso de agua hervida
1 pizca de ralladura de limón

Se lavan las almendras y se dejan remojando 10 minutos en agua caliente sin que estén en el fuego para quitarles la piel. Se licúan con agua hervida con la pizca de ralladura de limón.

Horchata de arroz
• • • • •

1/4 de taza de arroz integral remojado 24 horas
2 tazas de agua
canela molida
jugo de limón o de naranja

El arroz integral se lava y se pone a remojar 24 horas; en clima cálido se remoja dentro del refrigerador para que no fermente. Se licúa y se cuela.

Horchata de cebada
• • • • •

1/4 de taza de cebada
2 tazas de agua
canela
jugo de limón o de naranja

La cebada se lava y se remoja 24 horas; en clima cálido se deja dentro del refrigerador para que no fermente. Se licúa y cuela.

Horchata de avellanas
• • • • •

30 gr de avellanas
1 vaso de agua

Se dejan remojar las avellanas toda la noche. Por la mañana se machacan o muelen con el agua, dejando reposar la mezcla unos minutos. Se cuela perfectamente. Se le puede agregar jugo de frutas en vez de agua.

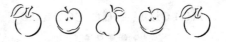

Desayunos

Muesli de manzana, mango y chabacano
(4 porciones)
• • • • •

45 gr de mango y chabacano secos picados
30 gr de pasitas
125 gr de avena
30 gr de nueces finamente picadas
1 taza y media de jugo de manzana o de uva
1/2 manzana picada o rallada

Remojar la fruta seca, las nueces y la avena en el jugo durante toda la noche o por varias horas. Incluir la manzana antes de servir.

Ensalada de frutas
(4 porciones)
• • • • •

1/2 mango pelado y picado
1 rebanada de papaya
1 kiwi pelado y rebanado
1 durazno pequeño pelado y picado
el jugo de una naranja

Se pican finamente las frutas y se revuelven con el jugo.

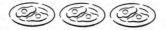

Avena con manzana y dátil
• • • • •

1 manzana pelada y picada muy fino
3 dátiles sin huesos, picados
4 cucharadas de agua
150 ml de leche (un poco más de media taza)
15 gr de hojuelas de avena crudas

Se cocinan las manzanas y los dátiles con el agua durante cinco minutos a fuego mediano. Mientras, se calienta la leche, se agrega la avena y se remueve bajo el fuego 3 o 4 minutos hasta que espese. Se mezcla, y si desea, se muele.

Plátanos horneados
• • • • •

2 plátanos machos maduros
3 cucharadas de yoghurt o crema
1/4 taza de nueces picadas
azúcar mascabado (opcional)

Los plátanos machos se abren de un lado sin quitarles la cáscara; se envuelven en papel de aluminio y se meten al horno media hora a 180ºC. Ya que estén muy suaves se sacan, se dejan enfriar un poco. Se pelan y se les añade el yoghurt o la crema, y las nueces. Si se desea, se pueden rociar con un poco de azúcar mascabado.
Nota: también se puede hacer con plátanos «Tabasco».

Hot cakes de yoghurt
• • • • •

1 huevo batido
150 ml de yoghurt natural
150 ml de leche
100 gr de harina de hot cakes (o harina integral más una
cucharada de polvo para hornear)
1/4 de cucharadita de sal
2 cucharadas de miel
mantequilla para dorar

Mezclar el huevo, el yoghurt, la leche, la harina (y el polvo para hornear
si se usa harina no especial para hot cakes), la sal y la miel. Se calienta
una sartén a fuego bajo o mediano con un poco de mantequilla embarrada
con una servilleta y se vierte la mezcla haciendo rueditas y dejando espacio
entre ellas. Cuando comienzan a salir burbujas en las orillas, voltear con
cuidado y cocinar un poco más. Sacar y adornar con fruta, miel y yoghurt.

Hot cakes con plátano
• • • • •

1 taza de harina
1 cucharada de polvo para hornear
3/4 taza de leche
1 huevo
Unas gotas de extracto de vainilla
1 plátano maduro cortado en rebanadas finas
mantequilla

Revolver todos los ingredientes hasta hacer una mezcla homogénea.
Calentar una sartén a fuego medio y embarrarla con un poco de
mantequilla puesta en una servilleta. Hacer rueditas con la mezcla,
tratando de que en cada una queden rebanadas de plátano. Cuando
empiecen a salir pequeñas burbujas en las orillas, voltear con cuidado
para que los hot cakes se cuezan por el otro lado. Servir calientes con
yoghurt y miel, con mermelada, o con azúcar y canela en polvo.

Sándwich delicioso

•••••

1 huevo
1/4 de taza de leche
2 rebanadas de pan integral
aceite o mantequilla
2 rebanadas de queso chihuahua o manchego

Se bate el huevo y la leche; si se desea, se le puede agregar una pizca de sal. Se pone el queso entre los panes. Se mete el sándwich en la mezcla hasta que el líquido se absorba completamente. Se calienta en una sartén una fina capa de mantequilla o aceite y se coloca el sándwich. Se deja cocer por los dos lados a fuego lento.

Empanadas de frijol con queso

•••••

200 gr de pasta de hojaldre
1/2 taza de frijoles refritos
1/2 taza de queso rallado
1 huevo batido ligeramente

La pasta de hojaldre se extiende con un rodillo sobre una superficie enharinada hasta que esté a medio centímetro de grosor. Se cortan ruedas de aproximadamente 12 cm. de diámetro. Se rellenan con un poco de frijoles y queso y se cierran por la mitad. Con un tenedor se cierran las orillas muy bien. Se barnizan con el huevo, y con el mismo tenedor se les hacen pequeños hoyitos para que salga el vapor al hornearlas. Meter al horno precalentado a 180ºC durante 15-20 minutos, o hasta que se vean doradas.

Nota: la pasta de hojaldre puede ser un buen ingrediente para hacer múltiples platillos sencillos, rápidos y atractivos. Las mismas empanadas se pueden rellenar de: brócoli cocido con crema; de mermelada de frutas; de rajas poblanas o de mole (para adultos); de huitlacoche, de espinacas, de hongos, etc. También se puede hacer un hojaldre grande, simplemente colocando una capa de la pasta de hojaldre en un refractario (que no necesita estar engrasado) y cubriéndola con otra capa después de haber sido rellenada.

Omelette de calabacitas
(8 porciones)
• • • • •

2 cucharadas de aceite
1 cebolla pequeña picada
3 calabacitas picadas muy fino
sal y pimienta
2 jitomates pelados sin semilla y picados
4 huevos
1 cucharada de leche
2 cucharadas de queso manchego rallado

Se calienta el aceite y se doran la cebolla y las calabacitas durante 15 minutos. Se añaden los jitomates y se cocinan 3 minutos. Se baten los huevos con la leche y la sal y pimienta. Se añaden a los vegetales. Se cocina 5 minutos hasta que los huevos estén cocidos. Se gratina con el queso. Se corta en rebanadas.

Huevo en pan con ajo
• • • • •

1 rebanada de pan integral
1 huevo
mantequilla
Sal y ajo en polvo, o bien sal con ajo

Cortar una rueda del tamaño de una yema de huevo en medio del pan. Colocarlo en una sartén caliente con un poco de mantequilla. Cuando esté dorada, darle vuelta, añadir un poco más de mantequilla en el centro del agujero y colocar con cuidado el huevo de manera que la yema entre en él. Rociar con un poco de sal y de ajo. Bajar la flama lo más que se pueda y tapar. Si se desea, se puede voltear para que quede bien cocido; también se puede dejar cocer sin moverlo a fuego muy bajo. Servirlo al revés, de modo que en el plato se vea el pan del que sobresale la yema de huevo.

Sopas

Fideos secos
•••••

15 gr de fideos
3 jitomates medianos o 2 grandes
1/2 cebolla
2 dientes de ajo
1 rama de perejil o cilantro (también se le puede poner epazote)
3 tazas de agua o de caldo de verduras
1/2 taza de queso rallado
3 cucharadas de aceite

Freír los fideos en el aceite hasta que estén dorados pero no quemados. Añadir los jitomates licuados con la cebolla y los ajos. Freír un par de minutos más y añadir el agua o caldo, la rama de perejil, cilantro o epazote, y un poco de sal. Tapar y bajar el fuego hasta que se absorba el agua o caldo. Al final, adornar con el queso (se puede dejar un poco más en el fuego para que gratine) y servir.

Sopa de piña
•••••

6 rebanadas de piña fresca
1 raja de canela
1 cucharada de azúcar mascabado
2 cucharadas de fécula de maíz
3/4 litros de agua (3 tazas)

Se pone a hervir el agua con la canela y el azúcar. Cuando está hirviendo, se le agrega la piña cortada en trocitos, sin el corazón. En media taza de agua fría se disuelve la fécula de maíz y se le agrega al caldo. Se cocina a fuego mediano hasta que la piña esté bien cocida. Se enfría antes de servirse.

Sopa de chícharo seco y menta
• • • • •

1/2 taza de chícharos secos remojados la noche anterior
1 chayote pelado y cortado en cubitos pequeños
E 1 litro de agua
1 diente de ajo
1/2 cebolla mediana
1 cucharada de menta seca
sal

Poner a cocer los chícharos en el agua (no la del remojo), en olla express de preferencia, durante 1 hora o hasta que estén blandos. Añadir el chayote en cubitos, la cebolla y el ajo picados finamente. Seguir cociendo hasta que el chícharo casi se disuelva y el chayote quede cocido. Sazonar con sal y menta. Si se desea, se puede agregar un poco de pimienta.

Sopa de lentejas
• • • • •

1 taza de lentejas limpias
3 jitomates
1/2 cebolla
1 diente de ajo
1 rama pequeña de cilantro
agua
sal
2 cucharadas de aceite

Licuar los jitomates, la cebolla y el ajo en poca agua. Mientras, calentar el aceite en una cazuela (si es olla express, mucho mejor) y verter la mezcla bien molida al aceite. Cocinar 3 minutos o hasta que el caldo comience a oscurecerse un poco porque ya se está cociendo. Añadir las lentejas y la rama de cilantro. Tapar y dejar hervir 30 minutos o hasta que las lentejas estén suaves. Al final, añadir un poco de sal. Si se desea, se puede dejar hervir más tiempo para que la sopa espese y las lentejas se deshagan un poco. Esta sopa se puede licuar y presentarse como crema de lentejas, adornada con cuadritos de pan dorados en mantequilla y con un poco de sal de ajo.

Sopa de calabacitas
• • • • •

400 gr de calabacitas
1 litro de caldo de verduras o agua
1 rama grande de perejil
1 hoja de laurel
1 cucharada de mantequilla
2 cucharadas de aceite
sal y pimienta
1 taza de queso maduro rallado (no fresco)
2 huevos

Lavar y picar en cubitos las calabacitas. Calentar la mantequilla y el aceite en una cazuela, añadir las calabacitas y sofreírlas hasta que se ablanden sin que se quemen. Añadir el caldo o agua caliente y dejar que se cueza la sopa 20 minutos a fuego mediano. Mientras, picar el perejil y el laurel muy finamente. Añadir los huevos ligeramente batidos y el queso rallado. Una vez lista la sopa, retirar la cazuela del fuego, y de inmediato, con el caldo hirviendo, y revolviendo rápidamente, verter la mezcla de los huevos hasta que se cueza en el agua sin que se formen grumos. Se puede servir con cubitos de pan dorado en mantequilla.

Sopa de jitomate
• • • • •

1 cucharada de aceite de oliva
1 diente de ajo molido
1 cebolla picada
2 zanahorias en pequeñas rebanadas
8 jitomates frescos picados
1/2 l de agua o caldo de verduras
2 rebanadas de pan en trocitos
sal y pimienta
pizca de azúcar
2 cucharadas de albahaca fresca

Calentar el aceite, añadir la cebolla, el ajo y las zanahoria y cocinar 10 minutos. Añadir todos los demás ingredientes, excepto la albahaca. Condimentar. Cocer diez minutos moviendo de vez en cuando hasta que las verduras estén suaves. Añadir la albahaca y cocinar 5 minutos más. Moler y servir.

Minestrone
• • • • •

2 cucharadas de aceite
1 cebolla pequeña picada
2 zanahorias picadas
una ramita de cilantro
30 gr de poro rebanado
2 papas
2 calabazas
2 jitomates pelados, sin semilla
1.5 litros de caldo de verduras o agua
1/2 taza de chícharos previamente cocidos
45 gr de pasta
sal y pimienta

Dorar la cebolla en el aceite durante 5 minutos. Añadir la verdura (salvo el jitomate) picada y cocinar hasta que se suavice. Añadir el jitomate y el caldo o agua (si se desea, previamente licuados). Dejar hervir a fuego lento durante 25 minutos. Añadir la pasta, hervir hasta que se suavice ésta. Condimentar.

Crema de coliflor

• • • • •

1 coliflor pequeña o media grande
1 cebolla
2 dientes de ajo
2 cucharadas de mantequilla
sal y pimienta
nuez moscada u orégano en polvo

Cocer la coliflor con media cebolla y una pizca de sal hasta que estén muy suaves. Licuar muy bien con el agua de la cocción. Mientras, calentar la mantequilla en una cazuela, verter la coliflor licuada y sazonar con sal, pimienta, y ya sea con un poco de orégano o nuez moscada.

Crema de elote

• • • • •

4 elotes desgranados
3 cucharadas de mantequilla
3 cucharadas de harina
3-4 tazas de agua o de caldo de verduras
1 taza de leche
2 dientes de ajo
1 cebolla pequeña picada muy fino
sal y pimienta

Calentar la cebolla y la harina en la mantequilla durante un minuto. Licuar los granos de elote con el agua o caldo. Agregar esta mezcla más la leche a la sartén y seguir calentando hasta que espese un poco. Sazonar al gusto y dejar a fuego lento que se cueza todo durante 20 minutos. Se puede servir con un poco de crema.

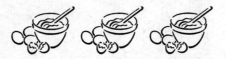

Crema de papa
● ● ● ● ●

1 kilo de papas bien cocidas y peladas
1 cebolla mediana
3 cucharadas de mantequilla
1/2 taza de chícharos cocidos
1/2 taza de queso rallado
sal
agua

Licuar las papas cocidas y la cebolla con agua. Calentar la mantequilla y verter el contenido de la licuadora. Añadir agua si hace falta. Dejar cocinar a fuego mediano 10 minutos. Sazonar. Servir con los chícharos y el queso. También se puede servir con un poco de crema agria y unas hojitas de perejil.

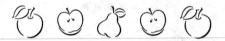

Dips y ensaladas

Plátanos horneados con dip de miel
● ● ● ● ●

4 plátanos rebanados en tiras delgadas
1 taza de yoghurt
miel
canela

Las rebanadas de plátano se colocan en una charola sobre papel engrasado y se hornean una hora a 110°C. Se sacan y se dejan enfriar. Se rocían con la canela y si se desea, con azúcar. El yoghurt se endulza con miel, y se sirve todo junto.

Dip de jitomate y queso crema
●●●●●

200 gr de queso crema suave
3 cucharadas de mayonesa
1 cucharada de salsa de tomate
1 cucharadita de jugo de limón
1/2 cucharadita de salsa de soya
1/2 cucharadita de cebollín picado
2 jitomates pelados, sin semilla y cortados

Mezclar todos los ingredientes. Añadir sal si es necesario. Servir con tiras de verduras crudas o ligeramente cocidas, pan integral o trozos de queso.

Dip de cebollín
●●●●●

200 gr de queso crema suave
3 cucharadas de mayonesa
3 cucharadas de leche
1 cucharadita de mostaza de Dijon
2 cucharadas de cebollín picado
una pizca de azúcar
sal y pimienta

Mezclar todos los ingredientes. Servir del mismo modo que el dip anterior.

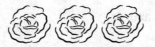

Ensalada de pepino
• • • • •

2 pepinos tiernos
1 taza de yoghurt natural
sal
medio limón
1/2 cucharada de eneldo seco

Lavar, pelar y picar muy fino los pepinos. Si éstos tienen las semillas muy grandes, retirarlas. Mezclar el yoghurt con el eneldo, la sal y unas gotas de limón. Añadir a los pepinos. Servir.

Ensalada de pasta
• • • • •

150 gr de pasta corta
60 gr de ejotes picados
2 zanahorias picadas
100 gr de elote previamente cocido
2 jitomates pequeños cortados en cuatro

Para la salsa:
2 cucharadas de cebolla picada
4 cucharadas de aceite
1 cucharada de vinagre
2 cucharadas de agua
1 cucharada de cilantro picado
1 cucharada de salsa de soya
1 1/2 cucharadita de puré de tomate
sal y pimienta
1 cucharadita de azúcar

Cocer la pasta diez minutos. Mientras, cocer las verduras cinco minutos. Añadir los elotes y cocinar hasta que todo esté suave. Combinar todos los ingredientes de la salsa, añadir a la pasta con verduras y servir.

Ensalada de arroz

• • • • •

2 tazas de arroz integral cocido
1 taza de chícharos cocidos
3 jitomates medianos pelados y picados en cuadritos
1/2 pimiento rojo cortado en cuadritos muy pequeños
aceite de oliva
mostaza
cebolla en polvo

Se mezcla el arroz con las verduras; se añaden 3 cucharadas de aceite de oliva, 1/2 cucharadita de mostaza y una pizca de cebolla en polvo. Se añade sal al gusto, y si se desea, unas gotas de limón.
Nota: hay que tener cuidado de no dar alimentos pequeños y duros (como apio en cuadritos o pimiento cortado, nueces, etc.) a niños que aún no saben masticar bien y que se pueden ahogar.

Jitomates rellenos de ensalada rusa

• • • • •

2 jitomates bola grandes partidos por la mitad sin pulpa
1 papa grande o 2 medianas peladas y cortadas en cubitos
3 zanahorias peladas y cortadas en cubitos
1/2 taza de chícharos
2 cucharadas de mayonesa
2 cucharadas de crema
sal

Se cuecen las verduras por separado, o bien gradualmente, ya que los chícharos se tardan mucho más en cocer que las papas y las zanahorias, (pero éstas últimas se tardan más que la papas). Una vez que están bien cocidas, se escurren y se dejan enfriar. Al estar tibias, se añade la mayonesa, la crema y un poco de sal (puede ser sal de ajo o sal de cebolla). Se rellenan los jitomates y se adornan con una ramita de perejil.

Ensalada de manzana

●●●●●

4 manzanas peladas y picadas en cuadritos
3/4 taza de piña picada en cuadritos
1/2 taza de nuez picada
1/4 de crema
azúcar mascabado
6 hojas de lechuga lavada y desinfectada

Revolver manzanas, piña, nuez, crema y azúcar al gusto. Colocar la ensalada encima de las hojas de lechuga. Servir fría.

Quesito de nuez

●●●●●

1/4 de kilo de queso crema o requesón
salsa de soya y/o salsa Maggie
sal de ajo
sal de cebolla
3 cucharadas de leche
1/2 taza de nuez picada muy finamente o licuada

Ablandar el queso, si es necesario. Añadir las cucharadas de leche para su efecto. Sazonar gradualmente con la salsa de soya y/o Maggie, la sal de ajo y la sal de cebolla hasta lograr un sabor agradable pero no muy fuerte. Formar una bola un poco aplanada con el queso y dejar enfriar un poco para que endurezca ligeramente. Después bañarlo en la nuez picada, como si lo estuvié-ramos empanizando. Refrigerar y servir con pan tostado integral o galletas. También puede servirse como aderezo para sándwiches.

Platos fuertes

"Pescaditos" de papa rallada con salsa tártara

• • • • •

2 papas grandes
sal y pimienta
aceite para freír

Para la salsa:
    1 cebolla pequeña picada muy fino
    un cuadrito de tofu
    1/4 taza de jugo de limón
    2 cucharadas de aceite
    2 cucharadas de azúcar o miel
    1/2 cucharadita de mostaza seca
    3/4 de cucharada de sal
    1/4 taza de pepinillos dulces en conserva picados muy fino

Rallar las papas y exprimir el jugo con las manos; cuando las papas ralladas están lo menos jugosas posible, añadir sal y pimienta al gusto. Formar croquetas aplanadas y freír por los dos lados; escurrir y secar con servilleta para quitar el exceso de grasa. Para la salsa, mezclar todos los ingredientes en la licuadora, salvo los pepinillos que se añaden al final. Servir los "pescaditos" con la salsa encima o a un lado.

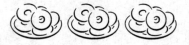

Panela asado con soya

•••••

1/4 de kilo de panela (queso fresco) rebanado en cuadros de medio centímetro de grosor
salsa de soya al gusto
1 cucharada de aceite de oliva

Freír las rebanadas de panela con unas gotas de salsa de soya en el aceite a fuego bajo o medio. Cuidar que no se peguen mucho a la sartén ni que se quemen. Servir con zanahoria rallada con limón.

Panela empanizado

•••••

1/4 de kilo de panela (queso fresco) rebanado
1 huevo ligeramente batido con un chorrito de agua o leche
pan molido
sal

Sazonar ligeramente con sal la panela, si tiene poco sabor. Pasar las rebanadas de panela por el huevo y después por el pan molido de manera que queden muy bien empanizadas. Lo primero puede hacerse con una mano y lo segundo con la otra para no mezclar innecesariamente huevo y pan. Freír a fuego bajo en muy poco aceite por los dos lados. Escurrir en servilletas y servir con ensalada fresca.

Nota: esta receta se puede hacer con queso chihuahua o manchego y queda muy bien. Sólo que hay que freír a fuego muy bajo para evitar que el queso se derrita de más.

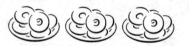

Arbolitos de queso y papa
●●●●●

4 rebanadas rectangulares de un centímetro de
grosor de queso manchego o chihuahua
1 huevo batido con sal y pimienta
pan molido
aceite para freír
4 papas cortadas
1 cucharada de leche
15 gr de mantequilla
sal y pimienta

Cocer las papas hasta que estén muy suaves. Moler con la leche, la mantequilla y los condimentos hasta hacer un puré cremoso. Mojar el queso en el huevo, pasar por el pan y freír con poco aceite por los dos lados, cuidando que no cambie su forma ni que se queme. Secar con servilletas. Formar arbolitos con el queso como tronco y el puré de papa como arbusto. Se puede decorar con chícharos cocidos como frutas.

Rissoles
●●●●●

500 gr de papas peladas
75 gr de poro (la parte blanca) picado muy fino
150 gr de champiñones picados
2 cucharadas de perejil picado
125 gr de pan molido
1/2 cucharada de salsa de soya
1/2 huevo batido
sal y pimienta
harina para cubrir los rissoles
aceite para freír

Rallar las papas, exprimir con las manos para quitar el exceso de jugo. Combinar todos los vegetales con el perejil, el pan molido, la salsa de soya y el huevo. Sazonar con sal y pimienta. Formar 12 bolitas y cubrir las con harina. Freír de 8 a 10 minutos a fuego mediano para que se doren por fuera y se cuezan por dentro.

Minipizzas
• • • • •

2 panes árabes (pitas) pequeños
salsa de jitomate
queso mozzarella o manchego rallado
Verduras variadas en rebanadas muy delgadas: aceitunas,
calabazas,pimiento, elotes
orégano en polvo
albahaca en polvo

Una manera fácil de hacer pizzas sin tener que preparar la masa para
pizzas o comprarla hecha es usando los panes árabes como base. En ellos
se coloca un poco de salsa de jitomate sazonado, orégano y albahaca en
polvo y a continuación se añade una o más verduras en rebanadas delgadas.
Finalmente se coloca queso rallado y se hornean por 20 minutos a 200ºC.

Pasta en salsa de vegetales
• • • • •

2 cucharadas de aceite de oliva
1 cebolla pequeña picada
1 diente de ajo picado muy fino o molido
2 zanahorias piadas
2 calabacitas picadas
3 champiñones rebanados
400 gr de jitomates pelados, sin semilla, picados
125 gr de caldo de verduras o agua
1/4 cucharadita de azúcar morena
sal, pimienta
250 gr de pasta corta

Calentar el aceite, freír 1 minuto el ajo y la cebolla,. Añadir las verduras y
cocinar 15 minutos hasta que se suavicen. Añadir el tomate, el caldo o agua, el
azúcar, la sal y la pimienta. Cocinar 10 minutos. Moler y hacer un puré. Mientras,
cocer la pasta en agua con poca sal 10 minutos. Añadir la salsa y servir.

Pasta con queso y brócoli
• • • • •

125 gr de pasta corta
125 de brócoli cortado en florecitas
60 gr de granos de elote
30 gr de mantequilla
30 gr de harina
300 ml de leche
5 gr de queso manchego o chihuahua rallado
sal (y nuez moscada, opcional)
queso parmesano
pan molido

Se cuece la pasta con agua y un poco de sal durante 8 minutos. Mientras, se cocinan los elotes y el brócoli hasta que se suavicen. Por separado, derretir la mantequilla, añadir la harina; hacer una pasta y mover a fuego lento 1 minuto. Gradualmente, añadir la leche y seguir moviendo para que no se hagan grumos. Añadir sal y si se desea, nuez moscada en polvo, después el queso. Esperar hasta que se derrita y añadir los vegetales, y luego la pasta. Se gratina con queso parmesano y pan molido, en el horno a 180°C o en la estufa a fuego muy lento con la sartén tapada.

Verduras fritas
• • • • •

1 papa grande
1 betabel pelado
3 zanahorias peladas

Se rebanan finamente las verduras, se doran en aceite. Después se escurren bien, se les pone un poco de sal. Se sirven frías.

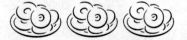

Papitas horneadas

•••••

4 papas medianas
sal marina
aceite
200 gr de champiñones
3 cucharadas de crema
Sal y pimienta
4 cucharadas de queso manchego o chihuahua rallado
4 cucharadas de leche

Lavar las papas, secarlas y picarlas con un tenedor varias veces en toda la superficie; cubrir con las manos de aceite y sal marina. Si se desea, se pueden envolver en papel estaño, si no, colocar en una charola engrasada ligeramente. Hornear 40 minutos a 200°C. Sacar, partir a la mitad y añadir la salsa. Ésta se hace lavando y partiendo los champiñones en rebanadas. Se cocinan con una cucharada de aceite 3 minutos; se le añade la sal, la pimienta y la crema; se suaviza con leche. Se cocina 5 minutos más. Después de servir la salsa en las papas., se añade el queso. Si no se derrite, se pueden calentar un poco más en el horno ya apagado, aprovechando el calor.

Nota: los champiñones se pueden cambiar por: brócoli, poro o calabacita cocidos.

Postres y panes

Panquecitos de fruta
•••••

Ingredientes húmedos:
   2 huevos
   1/2 taza de aceite vegetal
   1 taza de azúcar morena
   1/2 cucharadita de extracto de vainilla
Ingredientes secos:
   2 tazas de harina integral
   1 cucharada de polvo para hornear
   1/2 cucharadita de sal

Ingrediente extra, a escoger:
   1 1/2 tazas de plátano machacado (y tres cucharadas de cocoa sin azúcar, si se desea que sean de chocolate)
   2 tazas de manzana rallada
   2 tazas de calabacita rallada
   1/2 cucharadita de canela molida

Mezclar los huevos, el azúcar, la vainilla y el aceite. Añadir la fruta, cualquiera que se haya escogido. Por separado, mezclar los ingredientes secos, y después unir las dos mezclas sin batir de más. Colocar la mezcla en moldes para panquecitos (aproximadamente salen veinte) previamente aceitados. Hornear a 180°C durante 20-25 minutos.

Nota: sin la fruta, la receta no queda bien.

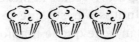

Barritas de azúcar morena
(2 docenas)
• • • • •

240 gr de tofu (un cuadrito y medio)
1 taza de azúcar morena
1/2 tazas de mantequilla suavizada
1 cucharadita de vainilla
3 tazas de harina integral
1 1/2 cucharaditas de polvo para hornear
1/2 cucharadita de bicarbonato de sodio
1/2 cucharadita de sal

El tofu, el azúcar, la mantequilla y la vainilla se mezclan hasta hacer una crema suave. Se juntan el resto de los ingredientes con la crema. Se expande en una charola engrasada y se hornea durante 25 minutos a 180°C o hasta que dore. Cortar cuando se entibie en barritas y en la forma que se desee. Se le puede añadir a la mezcla: pasitas, nueces picadas, o cacahuates.

Pan de elote
• • • • •

8 elotes desgranados
5 huevos
400 gr de azúcar mascabado
1 cucharada de canela molida
1 cucharada de extracto de vainilla
1 cucharada de polvo para hornear

Licuar los huevos, el azúcar, la mantequilla y los elotes (que se añaden poco a poco a la licuadora) hasta que se mezclen bien los ingredientes y el elote quede molido. Engrasar un molde y forrarlo con papel estraza (de las bolsas de papel de las panaderías, por ejemplo) y volver a engrasar. Vaciar la mezcla en el molde y hornear a 200°C durante 45 minutos o hasta que se vea dorado y al meter y sacar un cuchillo del pan, éste quede limpio.

Flan de queso

•••••

5 huevos
200 gr de queso crema
1 cucharada de extracto de vainilla
1 lata de leche condensada
1 lata de leche evaporada
3/4 de taza de azúcar para hacer el caramelo

Precalentar el horno a 250°C. En el molde para el flan, calentar a fuego bajo el azúcar de modo que se vaya derritiendo poco a poco sin quemarse. Dejar enfriar un poco. Licuar todos los ingredientes hasta que se revuelvan bien, pero no más. Vaciar esta mezcla en el molde y meter al horno durante 40 minutos o hasta que al meter y sacar un cuchillo éste salga limpio. Es preferible hornear el flan en la charola de arriba y colocar un recipiente metálico con agua bajo el molde para que se hornee a baño María. Desmoldar con cuidado antes de que se enfríe.

Flan de cajeta y nuez

•••••

6 huevos
1 lata de leche condensada
1 lata de leche evaporada
1 cucharada de extracto de vainilla
1 cucharada de canela en polvo
1 taza de cajeta
1/2 taza de nuez molida

Precalentar el horno a 250°C. Untar la cajeta en el molde y a continuación espolvorear la nuez de manera más o menos uniforme. Licuar el resto de los ingredientes justo hasta que se revuelvan bien. Vaciar en el molde y hornear durante 40 minutos o hasta que al meter un cuchillo y sacarlo, quede limpio. Desmoldar antes de que se enfríe.

Arroz con leche
• • • • •

1 taza de arroz
1 litro de leche
1 lata de leche condensada
1 raja de canela
4 cucharadas de maicena
azúcar
pasitas (opcional)

Lavar y hervir el arroz en dos litros de agua con la canela durante 10 minutos. Dejar reposar un rato y después escurrir y seguir hirviendo con la leche hasta que casi se cueza el arroz. Un poco antes, añadir la leche condensada, azúcar al gusto si se quiere más dulce, y pasitas (opcional). Si se quiere más espeso, añadir la maicena disuelta en 1/2 taza de leche y dejar hervir un poco más.

Pan de queso y miel
• • • • •

1 taza de leche
2/3 taza de miel
1/4 taza de mantequilla
2 huevos
1 1/2 tazas de harina blanca
1 taza de harina integral
1 cucharada de polvo para hornear
1 cucharadita de sal
1/2 de germen de trigo tostado
1 taza de nueces partidas o de pasitas

Calentar la leche y la miel juntas hasta que la miel se disuelva,. Añadir la mantequilla y dejar que se derrita. Quitar del fuego y dejar enfriar un poco. Ya que la mezcla está tibia, batir los huevos en ella. Juntar las harinas, el polvo para hornear y la sal en otro recipiente. Añadir el germen y gradualmente vaciar la mezcla seca a la líquida. Añadir las nueces o pasitas si se desea, y colocar en un molde engrasado. Hornear 1 hora a 170°C.

Panquecitos de chocolate y naranja
· · · · ·

125 gr de harina
2 cucharadas de cocoa sin azúcar
125 gr de margarina suave
125 gr de azúcar
2 huevos ligeramente batidos
la cáscara rallada de una naranja pequeña
60 gr de chips de chocolate (opcional)

Juntar la harina y la cocoa. Batir la margarina y el azúcar. Añadir los huevos a esta mezcla poco a poco junto con la harina. Mezclar el resto de la harina hasta que quede homogénea. Añadir la ralladura de la naranja y los chips. Verter en un molde engrasado y enharinado o en recipientes para hacer panquecitos. Hornear 10 o 12 minutos a 180ºC.

Galletitas de avena y pasas
· · · · ·

100 gr de mantequilla
180 gr de azúcar morena
1 huevo
1 cucharadita de vainilla
125 gr de harina
1/2 cucharadita de canela en polvo
1/2 cucharadita de clavo de olor en polvo
1/2 cucharadita de polvo para hornear
1/2 cucharadita de bicarbonato de sodio
1/4 cucharadita de sal
75 gr de hojuelas de avena
175 gr de pasitas

Mezclar la mantequilla y el azúcar hasta que se suavice la combinación. Añadir el huevo y la vainilla. Mezclar la harina, la canela, el clavo, el polvo para hornear, el bicarbonato y la sal. Juntar ambas mezclas. Añadir la avena y las pasitas. Engrasar dos charolas y formar 22 bolitas del tamaño de una nuez. Colocarlas con espacio suficiente y aplanarlas un poco. Meter al horno 10 minutos a 190ºC.

Pastel rápido de chocolate
•••••

1 1/2 tazas de harina blanca
1/2 tazas de polvo de cocoa
1 cucharadita de bicarbonato
1/2 cucharadita de sal
1 taza de azúcar
1/2 taza de aceite
1 taza de agua fría
2 cucharaditas de extracto de vainilla
2 cucharaditas de vinagre

Para el glaseado:
225 gr de chocolate semiamargo
3/4 de taza de agua caliente o de leche
1/2 cucharadita de extracto de vainilla

Para hacer el pastel, precalentar el horno a 190°C. Juntar harina, cocoa, bicarbonato y azúcar en un molde sin engrasar de 8 o 9 pulgadas. En otro recipiente mezclar aceite, agua y vainilla. Añadir a la mezcla seca y batir con un tenedor. Cuando la mezcla está suave, añadir el vinagre rápidamente. El vinagre y el bicarbonato reaccionarán. Batir hasta que el vinagre esté bien distribuido. Hornear de 25 a 30 minutos. Sacar y dejar enfriar. Para el glaseado, derretir el chocolate en la estufa o el horno cerca de 15 minutos. Añadir el líquido caliente y la vainilla al chocolate. Mezclar y cubrir el pastel frío con la mezcla. Refrigerar cerca de 30 minutos antes de servir. Se puede adornar con azúcar glass, cerezas, nueces y hojitas naturales.

🧅🧅🧅

RECETARIO II

para niñas y niños
de 3 años en adelante

Jugos y bebidas

Todos los jugos señalados más arriba, así como aquellos permitidos a bebés son excelentes fuentes de vitaminas y minerales para niñas y niños más grandes. Aquí sólo mencionamos algunos más.

Zanahoria con germen de trigo
●●●●●

6 zanahorias lavadas y peladas, o desinfectadas
1 cucharada de germen de trigo crudo

Extraer el jugo de las zanahorias, añadir el germen y revolver muy bien. Servir de inmediato.

Naranja con piña
●●●●●

4 naranjas
1 rebanada de piña

Licuar el jugo colado de las naranjas con la piña. Volver a colar y servir.

Piña con plátano
●●●●●

1 plátano maduro mediano
3 rebanadas de piña

Extraer el jugo de la piña. Licuar con el plátano. Si está muy espeso, se le puede añadir 1/4 de taza de agua.

Naranja con mango
• • • • •

4 naranjas
1/2 mango (del tipo que sea) sin cáscara ni hueso

Licuar el jugo de las naranjas colado con el mango. Colar si es necesario.

Yoghurt con mango
• • • • •

1 taza de yoghurt
1/4 de taza de leche
1/2 mango

Licuar todos los ingredientes.

Yoghurt con higos
• • • • •

1 taza de yoghurt natural
2 higos frescos, maduros, sin piel
Unas gotas de extracto de vainilla

Licuar todos los ingredientes.

Malteada de yoghurt
• • • • •

3/4 tazas de yoghurt de vainilla (o yoghurt endulzado)
1 plátano pequeño
4 cucharadas de leche
125 gr de fresas

Licuar todo y servir muy frío

Malteada de fresa y durazno

• • • • •

3/4 taza de jugo de manzana
1/2 taza de duraznos rebanados
1/2 taza de fresas rebanadas
1/4 de taza de yoghurt natural

Licuar todos los ingredientes hasta que quede una crema líquida suave. En época de calor, servir muy frío.

Ponche de frutas

• • • • •

1 taza de jugo de uva
2 tazas de jugo de manzana
1 cucharadita de clavos enteros
1 raja de canela
1 cucharadita de nuez moscada
6 rebanadas de naranja

Combinar los jugos y las especies y calentar hasta que hierva. Servir en un tazón adornado con una rebanada de naranja.

Lechada de nuez

• • • • •

7 nueces lavadas
1 vaso de agua hervida

Se licúa todo y se cuela.

Lechada de piñones
• • • • •

    2 cucharadas de piñones
    1 taza de agua

Licuar todo junto y colar. Endulzar si se desea.

Lechada de coco 1
• • • • •

    2 cucharadas de coco callado
    1 vaso de agua

Licuar y colar.

Lechada de coco 2
• • • • •

    4 cucharadas de coco fresco
    1 vaso de agua de coco

Se licúa todo y se cuela.

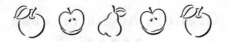

Desayunos

Pan francés
• • • • •

2 rebanadas de pan integral cortadas a la mitad en triángulos
1 huevo ligeramente batido con una pizca de canela en polvo
Mantequilla
Miel de abeja, o azúcar mascabado y canela en polvo

Calentar un poco de mantequilla en una sartén a fuego medio. Mojar los panes en el huevo por los dos lados y colocar en la sartén. Dorar por los dos lados, cuidando que el huevo se cueza bien. Servir con miel, o con azúcar y canela en polvo.

Sándwich de crema de cacahuate, miel y pasitas
• • • • •

2 rebanadas de pan integral
1 cucharada de crema de cacahuate
1 cucharadita de miel de abeja
pasitas

Untar los panes con la crema y la miel, añadir las pasitas y calentar un poco.

Nota: Este sándwich, altamente nutritivo, puede tener variantes. En la sección "Comida rápida y para el recreo escolar" se sugieren rellenos diversos, que en los desayunos pueden ser atractivos, sabrosos, fáciles de preparar y muy nutritivos.

Granola hecha en casa
• • • • •

1 taza de miel
1/2 taza de aceite
1 kilo de hojuelas de avena

Añadir cantidades al gusto de algunos o todos los siguientes ingredientes:
pasas
nueces picadas
semillas de girasol
paloma de amaranto (alegría)
almendras picadas
coco rallado
Frutas secas (dátiles, chabacanos, peras, etc.)

Precalentar el horno a 150ºC. Calentar un poco el aceite y la miel en un recipiente grande. Quitar del fuego. Añadir la avena y los demás ingredientes y revolver muy bien. No importa que se hagan bolitas y los ingredientes se empiecen a juntar. Colocar la mezcla bien extendida en una charola y hornear por 30 minutos. Sacar y dejar enfriar perfectamente antes de comerse o de guardarse, de preferencia en el refrigerador.

Migas (huevos con tortillas)
• • • • •

2 huevos
2 tortillas de maíz
sal
2 cucharadas de aceite

Cortar las tortillas en tiras muy delgadas y no muy largas. Freír en poco aceite. Cuando se empiecen a dorar, añadir los huevos y un poco de sal. Revolver hasta que los huevos queden cocidos.

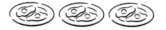

Huevos florentinos
• • • • •

1/2 kilo de espinacas
4 huevos
2 cucharadas de aceite o mantequilla
unas gotas de limón
sal
pimienta
4 cucharadas de queso rallado
salsa blanca (opcional)

Cortar las espinacas lavadas y ponerlas a cocer en un recipiente con la mantequilla o aceite, las gotas de limón, sal y pimienta. Cuando estén cocidas, dejar enfriar un poco, exprimir y hacer 4 "niditos" , y colocar el huevo sin cáscara dentro de cada uno. Colocar encima un poco de queso rallado o de salsa blanca. Hornear 15 minutos a 180ºC.
Para hacer la salsa blanca, ver la receta de la Lasagna que se encuentra más adelante.

Huevos y queso en tostadas
• • • • •

4 rebanadas de pan integral
100 gr de queso cottage
100 gr de queso rallado para gratinar
2 huevos
1 cucharadita de mostaza
1 trozo de cebolla picado
una pizca de mejorana o de albahaca en polvo
sal marina y pimienta al gusto

Combinar todos los ingredientes, excepto los huevos y los panes. Gradualmente, añadir los huevos y batir bien. No dejar que la mezcla se haga demasiado líquida. Colocar esta mezcla encima de los panes, a los que previamente se les doró un lado. Meter al horno o en una sartén bien tapada a fuego bajo, y dejar que la mezcla de los huevos se cueza.

Sándwich de panela asada
• • • • •

2 rebanadas de pan integral
2 rebanadas de panela asada (ver receta más arriba)
1/2 taza de germinado de alfalfa
2 rebanadas de jitomate
mostaza, si se desea

Formar los sándwiches con la panela, las verduras y la mostaza. Calentar un poco en una sartén sin aceite. Servir.

Sopas

Vichyssoise (crema de poro y papa)
• • • • •

3 poros (la parte blanca solamente) rebanados
3 cucharadas de mantequilla
2 cebollas peladas y en rodajas
4 papas grandes
3 tazas de caldo de verduras o agua
1 cucharada de albahaca fresca
1 taza de leche caliente
1/2 taza de crema espesa
sal, pimienta
cebollín fresco picado

Calentar la mantequilla, agregar poros y cebolla y cocinar 10 minutos a fuego lento. Agregar papas, caldo, albahaca y cebollín. Cocinar 20 minutos. Enfriar. Licuar y poner en una cacerola. Añadir la leche y cocinar 2 o 3 minutos a fuego lento. Agregar crema y dejar enfriar. Refrigerar 3 horas. Servir con cebollino fresco.

Nota: también se puede servir caliente.

Crema fría de aguacate

· · · · ·

2 aguacates maduros
2 cucharadas de cebolla picada
1 cucharadita de perejil
1 cucharadita de curry
3 tazas de caldo de verduras o agua
2 cucharadas de yoghurt natural
gotas de jugo de limón
sal
pimienta
crema agria (opcional)

Procesar todos los alimentos, menos el caldo, el yoghurt y la crema. Pasar a un tazón y agregar el caldo caliente. Mezclar y añadir el yoghurt. Sazonar si es necesario. Refrigerar 3 horas y servir con crema agria.

Crema de apio

· · · · ·

6 tiras grandes de apio
1 papa grande
2 cucharadas de mantequilla
1 cucharada de cebolla picada
sal
agua

Picar finamente 1 tira de apio. Cocer el resto con la papa en agua. Cuando las verduras estén muy suaves, moler en la licuadora con el agua y colar. Calentar la mantequilla en un recipiente y acitronar la cebolla y el apio picado. Añadir la mezcla de papa y apio, más un litro de agua. Revolver constantemente. Sazonar cuando suelte el hervor. Si se desea más espesa, se puede agregar 1 cucharada de maicena a la mantequilla en el momento de acitronar la cebolla y el apio picado.

Crema de calabaza con nuez moscada
• • • • •

1/2 kilo de calabacitas
1 cucharada de mantequilla
1 cucharada de cebolla picada finamente
1 taza de leche
agua
sal, nuez moscada en polvo y pimienta al gusto

Cocer las calabacitas en trozos hasta que estén muy suaves. Calentar la mantequilla y acitronar la cebolla. Licuar las calabacitas con el agua en que se cocieron y verter sobre la mantequilla. Cuando suelte el hervor, bajar el fuego, añadir la leche, sazonar con sal, pimienta y nuez moscada al gusto.

Nota: para hacer crema de zanahorias, sólo se cambian las calabacitas por zanahorias, y se procede de la misma forma.

Sopa de chícharos
• • • • •

1 kilo de chícharos sin vaina
2 cucharadas de perejil fresco picado
1 cucharada de menta fresca picada (o de yerbabuena)
1 litro de agua o de caldo de verduras
1 cucharada de mantequilla
1 cucharada de harina integral
1/4 de taza de crema
sal y pimienta al gusto

Cocer los chícharos y las hierbas en el caldo o agua hasta que los chícharos estén suaves. Colar y guardar el caldo. Moler la mitad de los chícharos. Derretir la mantequilla y acitronar la harina durante 1 minuto. Poco a poco, añadir el caldo y los chícharos molidos. Al final, añadir los chícharos enteros, sazonar con sal y pimienta. Añadir crema. Servir caliente o fría.

Sopa de fideos con caldo de frijol
• • • • •

1 paquete de fideos, de preferencia integrales
3 tazas de caldo de frijol colado
agua
aceite
sal
queso añejo rallado

Freír los fideos en poco aceite hasta que se doren, pero cuidando que no se quemen. Añadir el caldo de frijol y cocinar hasta que los fideos se cuezan. Cuando sea necesario, añadir más agua. Sazonar con sal si hace falta (depende si el caldo está condimentado o no). Servir con queso añejo encima.

Sopa de tortilla 1
• • • • •

1/2 kilo de tortillas de maíz cortadas en tiras delgadas
aceite
agua
sal
1/4 de kilo de jitomates
1/2 cebolla
2 dientes de ajo
1 rama de epazote
crema al gusto
queso añejo rallado o fresco al gusto
1 aguacate

Freír las tiras de tortilla en aceite hasta que se doren muy bien, pero sin que se quemen. Escurrir y quitar el exceso de grasa con servilletas. Dejar aparte. Licuar los jitomates con la cebolla y el ajo. Colar y freír en muy poco aceite. Añadir la rama de epazote. Una vez cocida la mezcla, añadir 1 litro de agua y sazonar. Dejar que hierva unos minutos. Servir el caldo, añadir las tortillas, aguacate en trocitos, crema y queso.

Sopa de tortilla 2
• • • • •

1/2 kilo de tortillas de maíz cortadas en tiras muy delgadas
aceite
2 tazas de frijoles negros cocidos con epazote
sal
queso rallado y crema al gusto

Freír en aceite las tiras de tortilla hasta que se doren muy bien, pero cuidando que no se quemen. Escurrir y quitar el exceso de aceite con servilletas. Dejar aparte. Licuar los frijoles con poco caldo, de modo que queden espesos. Acomodar las tortillas en un recipiente metálico (cazuela o molde) y verter los frijoles encima hasta cubrir las tortillas. Sazonar si es necesario. Añadir crema y queso. Calentar a fuego muy bajo en la estufa, o bien meter al horno a 180°C unos 15 minutos o hasta que el queso se derrita perfectamente.

Nota: si se hace esta sopa en mayor cantidad, se pueden hacer capas de tortillas, frijol, crema y queso, y así sucesivamente, hasta terminar con una capa de crema y queso, en un refractario que se meterá al horno. De este modo, queda como pastel y se sirve en cuadros adornados con unas hojas de perejil.

Sopa fría de pepino
• • • • •

2 pepinos grandes rallados
1/2 litro de yoghurt natural
2 dientes pequeños de ajo finamente picados
1 cucharadita de menta seca o fresca picada
el jugo de 3 limones
la ralladura de la cáscara de un limón

Combinar todos los ingredientes. Servir frío en tazones adornados con una hojita de menta o una rebanadita de pepino.

Sopa de champiñones

• • • • •

3 cucharadas de mantequilla
2 cebollas medianas picadas muy fino
2 dientes de ajo picados muy fino
6 tazas de champiñones frescos rebanados
1 zanahoria picada muy fino
1 rama de cilantro picada muy fino
3 cucharadas de harina
7 tazas de agua o caldo de verduras
1/2 cucharadita de sal
3/4 taza de crema
pimienta y tomillo al gusto

Derretir la mantequilla en un recipiente grande a fuego medio. Añadir las cebollas y los ajos y sofreír 10 minutos. Subir el fuego, añadir los champiñones, la zanahoria, el cilantro y cocinar 10 minutos más. Añadir la harina y revolver. Cocinar 2 minutos moviendo constantemente. Añadir caldo o agua, sal y pimienta. Si hay algún grumo de harina, sacarlo. Dejar cocinar 30 minutos. Sacar 2 tazas de la sopa, licuar y regresar al recipiente. Añadir crema, pimienta y tomillo al gusto.

Ensaladas, dips y aderezos

Aderezo Mil Islas

• • • • •

6 cucharadas de yoghurt
3 cucharadas de mayonesa
3 cucharadas de salsa catsup
 1/2 cucharadita de salsa Worcestershire
sal y pimienta al gusto

Mezclar y servir en ensalada de lechuga, pepino, apio y jitomate, o en cualquier otra combinación de verduras frescas.

Aderezo del Rancho

• • • • •

2 dientes de ajo pasados por agua hirviendo 4 minutos y luego molidos
1 taza de suero de leche
3/4 de tazas de mayonesa
1/2 cucharadita de semillas de apio
1 cucharadita de eneldo
1/2 cucharadita de mostaza
jugo de limón
sal
pimienta

Mezclar todos los ingredientes. Sazonar y enfriar. Se sirve con cualquier ensalada o con palitos de zanahoria, jícama, pepino y calabaza cruda.

Pepinos en salsa fría de queso
• • • • •

3 pepinos
1/2 limón
1 pimiento rojo
175 gr de queso crema
1 cucharada de crema agria
1 cucharada de albahaca fresca picada
1 cucharada de cebollín fresco picado
2 dientes de ajo molidos o picados finamente
sal
pimienta
paprika

Cortar a lo largo los pepinos pelados y quitarles las semillas. Frotarlos con limón, sal y pimienta. Cortar el pimiento a la mitad, quitarle las semillas y engrasarlo con aceite. Asarlo unos minutos. Dejarlo enfriar. Quitarle la piel y cortarlo finamente. Incorporar el queso crema, la crema, las hierbas, el ajo y sazonar. Rellenar los pepinos. Cubrir y refrigerar 2 horas. Rebanar y servir.

Ensalada de germinados
• • • • •

1 taza de germinados de soya
1 taza de germinados de alfalfa
1 manzana cortada en cubitos pequeños
4 cucharadas de aceite de ajonjolí
1 limón
sal

Lavar y desinfectar muy bien los germinados. Mezclar con la manzana. Añadir aceite de ajonjolí, jugo de limón y sal al gusto.

Ensalada de nopalitos con papas
• • • • •

3 nopales grandes cortados en cuadritos
2 papas medianas
1 rama chica de cilantro lavada, desinfectada y picada
1 cucharada de cebolla picada
1/2 limón
3 cucharadas de aceite
1 jitomate mediano en cubitos
1/2 aguacate

Cocer los nopales con un poco de sal y de aceite cerca de veinte minutos o hasta que estén bien cocidos. Cocer también, mientras tanto, las papas hasta que estén suaves. Dejarlas enfriar y pelarlas. Cortarlas en cuadritos. Combinar nopales (cocidos y escurridos), papas, cilantro, cebolla y jitomate. Añadir aceite, el jugo del medio limón, sal al gusto. Revolver y adornar con rebanadas de aguacate.

Quesito de apio y ajonjolí
• • • • •

1/4 de kilo de queso crema o requesón
salsa de soya y/o salsa Maggie
sal de ajo
sal de cebolla
3 cucharadas de leche
1/2 taza de ajonjolí tostado
3 tiras grandes de apio, lavado, desinfectado
y picado muy finamente

Ablandar el queso, si es necesario. Añadir las cucharadas de leche para su efecto. Sazonar gradualmente con la salsa de soya y/o Maggie, la sal de ajo y la sal de cebolla hasta lograr un sabor agradable pero no muy fuerte. Añadir el apio. Formar una bola un poco aplanada con el queso y dejar enfriar un poco para que endurezca ligeramente. Después rebozarlo en el ajonjolí. Refrigerar y servir con pan tostado integral o galletas. También puede servir como aderezo para sándwiches.

Ensalada de vegetales cocidos

• • • • •

1 papa en cubitos
1 taza de ejotes cortados
1 calabacita en cubitos
1 zanahoria en cubitos
1 taza de florecitas de coliflor
1 taza de florecitas de brócoli
sal
1/2 taza de pepitas de calabaza sin cáscara
1 taza de yoghurt natural
2 dientes de ajo
jugo de limón al gusto
1/2 taza de aceite

Cocer todas las verduras (ejotes y zanahorias se tardan más en cocerse que el resto de las verduras) hasta que estén suaves pero no sobrecocidas. Escurrir. Licuar yoghurt, pepitas, aceite, limón y ajos y sazonar con sal al gusto. Bañar las verduras con el aderezo y servir tibio.

Nota: en vez de aderezo de pepitas, se puede hacer aderezo de aguacate cambiando las primeras por el segundo, y procediendo de la manera señalada.

Cebiche de aguacate

• • • • •

1 kilo de aguacate
1/2 kilo de jitomate picado
1 cebolla picada finamente
1 rama de cilantro picado
salsa catsup
sal
pimienta
jugo de limón
aceite de oliva

Picar los aguacates sin cáscara y deshuesados. Agregar todos los ingredientes y sazonar al gusto. Servir frío con galletas o tostadas.

Nota: Se puede hacer cebiche de champiñones, únicamente cambiando los aguacates por los champiñones. En ese caso, lavar y desinfectar muy bien los champiñones, picarlos y dejarlos reposar 10 minutos en el jugo de 5 limones. Escurrir y proceder de la forma descrita antes.

Ensalada rallada

• • • • •

1 betabel pequeño
1 zanahoria
1 pepino sin semillas
1 calabacita
1 jícama pequeña
Para el aderezo:
1/4 de taza de aceite de ajonjolí
3 cucharadas de ajonjolí tostado
1 diente de ajo picado muy finamente
1 limón
sal

Rallar por separado todas las verduras. En un platón, formar montones de cada una de las verduras. Aderezar con el resto de los ingredientes previamente mezclados.

Aderezo verde

• • • • •

1 taza de queso cottage
1/4 de taza de leche
1 cucharada de jugo de limón
1 cucharada de mayonesa
1/4 de taza de cebolla picada
1/4 de taza de ajo picado
1/4 de taza de perejil picado
sal, pimienta

Poner todos los ingredientes en una batidora o licuadora y moler hasta que la pasta esté muy suave. Sazonar. Refrigerar. Servir con tiras de verduras crudas: apio, calabacitas, zanahorias, jícamas, pepinos. Si se desea como aderezo para ensalada, se puede suavizar un poco con yoghurt o un poco de leche.

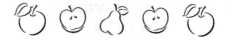

Platos fuertes

Pitas rellenas de tofu
• • • • •

2 panes árabes previamente cortados a la mitad y
abiertos con cuidado
1/4 de kilo de tofu
mostaza al gusto
1/2 pepino rebanado finamente
1/2 jitomate rebanado finamente
1 calabacita rebanada
1/4 de cebolla rebanada finamente
salsa de soya
1/2 limón
aceite

Se rebana el tofu; se marina con salsa de soya y limón, y se asa en muy
poco aceite por los dos lados junto con la calabacita rebanada. Una vez
dorados, se sacan. Se unta un poco de mostaza en los panes, y se rellenan
de tofu, calabacitas, jitomate y pepino. Si se desea, se añade un poco de
cebolla y unas gotas de limón.

Nota: en vez de tofu, se puede usar otro tipo de queso, ya sea asado,
derretido o al natural.

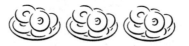

Pasta con vegetales
• • • • •

125 gr de pasta corta
30 gr de mantequilla
1 cucharada de poro picado
1/4 de taza de zanahoria
1/4 de taza de calabazas
1/4 de taza de brócoli
sal y pimienta
150 ml de crema
30 gr de queso parmesano

Cocer la pasta hasta que suavice, aproximadamente durante 10 minutos. Mientras, derretir la mantequilla, añadir el poro y las zanahorias picados y freír 5 minutos. Añadir calabaza y brócoli picados y cocer otros 7 minutos. Condimentar. Agregar la crema y cocinar 1 minuto. Quitar del fuego y añadir el queso. Agregar la pasta, revolver y servir.

Papas con almendras
• • • • •

1 kilo de papitas amarillas
2 dientes de ajo
1 hoja de laurel
1 rebanada de pan integral
2 docenas de almendras
azafrán al gusto
aceite
sal y pimienta

En una cazuela con un poco de aceite se fríen el pan, los ajos y las almendras previamente peladas. Se sacan estos ingredientes y se muelen en molcajete o mortero; se les añade un poco de azafrán y un poco de agua, y se revuelve bien. En la cazuela se colocan las papitas peladas y partidas a la mitad; se añade la pasta hecha anteriormente y se cubre todo con agua caliente. Se sazona con sal y pimienta. Se añade una hoja de laurel y se deja cocer hasta que las papas están suaves.

Tortas de germen de trigo y papa
•••••

2 papas crudas cortadas en trozos
2 huevos
1/2 taza de germen de trigo crudo
1/4 de cucharada de sal marina
aceite

Los huevos se baten en la licuadora. Se van agregando las papas hasta que queden bien licuadas. Se incorpora después el germen y la sal. Se vierten cucharadas de esta mezcla en una sartén con 3 cucharadas de aceite ya caliente. Dorar por los dos lados. Servir con ensalada.

Croquetas vegetarianas
•••••

1/2 kilo de papas peladas y cortadas
mantequilla
sal
 pimienta
1/4 de taza de brócoli en ramitos
 1/4 de taza de zanahorias en cubitos
3 cucharadas de elotitos
60 gr de queso chihuahua
60 gr de pan molido

Cocer las papas hasta que estén suaves. Pelar y machacar con mantequilla y sazonar. Mientras, cocer los vegetales hasta que se suavicen. Escurrir y mezclar con las papas. Sazonar. Cortar el queso en tiras y cubrirlas con la masa de papa y verduras en forma de salchicha. Pasar por el pan molido y colocar en una charola engrasada. Hornear a 180°C hasta que estén doradas por fuera.

Papas rellenas de espinacas a la crema
● ● ● ● ●

4 papas grandes
aceite
sal marina
1/2 kilo de espinacas
1 cucharada de mantequilla
1 taza de crema
sal y pimienta
nuez moscada en polvo al gusto
4 cucharadas de queso rallado para derretir

Lavar y secar las papas. Picarlas con un tenedor en varios lugares. Untarlas de aceite y sal marina. Hornear a 200°C durante 1 hora aproximadamente. Mientras, hervir las espinacas lavadas y cortadas con un poco de sal y una cucharada de mantequilla. Cuando estén suaves, añadir la crema, nuez moscada y pimienta. Sazonar con más sal si es necesario. Sacar las papas cuando estén suaves. Partirlas y sacar un poco de la pulpa (que se puede usar para puré de papa, tortas de papa o para añadir a cualquier crema de verduras). Rellenar con las espinacas, añadir el queso y meter de nuevo al horno unos minutos más para que se derrita.

Pizzas
• • • • •

Para la pasta:
       2 tazas de harina integral (1/2 kilo)
       1 cucharada de harina blanca
       3 cucharadas de germen de trigo crudo
       1 cucharada de polvo para hornear
       1 cucharada de sal
       100 gr de mantequilla

Para el relleno:
       salsa de tomate
       verduras a escoger
       orégano y albahaca en polvo
       queso rallado

Mezclar todos los ingredientes de la pasta y amasar hasta formar una masa suave. Untarla por fuera de aceite, taparla y dejarla reposar una hora. Ex tenderla con rodillo sobre una superficie enharinada hasta que quede de 1 cm de grosor. Colocarla en una charola engrasada. Hornear a 200°C durante 20 minutos. Sacar y colocar la salsa de tomate y las verduras que se deseen (champiñones rebanados, calabacitas en rodajas, cebolla, aceitunas, pimientos en tiras, berenjenas rebanadas, todas previamente asadas sin aceite y sin que queden cocidas las verduras). Añadir orégano y albahaca en polvo y queso rallado. Hornear 20 minutos más.

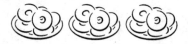

Crepas
(de champiñones y de flor de calabaza)
• • • • •

Para las crepas:

    1 huevo

    1 taza de harina integral

    1/2 cucharada de sal

    1 pizca de azúcar

    1 taza de leche

    1 taza de crema

    1/2 taza de queso parmesano rallado

Para el relleno de champiñones:

    1 kilo de champiñones

    1 cebolla picada

    sal y pimienta

    mantequilla

Para el relleno de flor de calabaza:

    1 kilo de flor de calabaza

    1/2 cebolla picada

    2 dientes de ajo

    sal

    mantequilla

Batir el huevo y agregar gradualmente la harina y la leche hasta que desaparezcan los grumos. En una sartén ligeramente engrasada, verter un poco de esta mezcla (2-3 cucharadas) y voltear cuando las orillas estén doradas. Hacer de ese modo todas las crepas.

De champiñones: lavar los champiñones, picarlos y freírlos en muy poco aceite junto con la cebolla. Sazonar con sal. Se puede añadir, desde el principio, un poco de perejil o de epazote picado.

De flor de calabaza: lavar las flores. Quitar los tallos y las pequeñas protuberancias verdes debajo de los pétalos. Picar y freír en muy poco aceite junto con el ajo y la cebolla finamente picados. Sazonar con sal. Si se desea, desde el principio se puede añadir un poco de epazote picado.

Rellenar las crepas ya colocadas en un refractario. Cubrirlas con la crema, el queso parmesano y un poco de sal y pimienta. Hornear 15 minutos a 180ºC.

Lasagna vegetariana

• • • • •

1 cucharada de aceite de oliva
1 cebolla picada
2 dientes de ajo machacados
1 taza de calabazas
1 taza de champiñones
1 pimiento rojo
400 gr de pasta de tomate o de tomates cocidos
2 cucharaditas de hierbas mixtas
90 ml de agua
sal y pimienta
1 taza de brócoli
2 tazas de salsa blanca (a continuación se da la receta)
queso rallado

Cocer la pasta en agua con poco aceite hasta que se suavice (o seguir instrucciones del empaque). Si la pasta es precocida, no necesita previa cocción.

Sofreír ajo y cebolla en el aceite. Añadir los vegetales cortados finamente (menos el brócoli) y sofreír 5 minutos. Añadir tomates, hierbas, agua. Añadir el brócoli y cocinar 15 minutos o hasta que los vegetales estén cocidos. Mientras, hacer la salsa blanca. Para ello, calentar una cucharada de mantequilla, y en ella acitronar una cucharada de harina; si se vuelve seca y grumosa, añadir un poco más de mantequilla. Vaciar poco a poco una taza de leche y revolver continuamente hasta que hierva.

Sazonar con nuez moscada en polvo, sal y pimienta. Añadir 3 cucharadas de queso rallado, y revolver a fuego lento hasta que se espese la salsa. Para armar la lasagna: en un recipiente engrasado colocar una capa de salsa con vegetales, una capa de pasta, una de salsa blanca, queso, de nuevo una capa de salsa de vegetales, y así sucesivamente. Al final, cubrir con queso rallado. Hornear 40 minutos a 180°C.

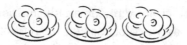

Canelones

· · · · ·

250 gr de espinacas
30 gr de mantequilla
1 cebolla picada
1 diente de ajo picado finamente
125 gr de champiñones
1 cucharada de harina
90 ml de leche
2 cucharadas de crema
sal y pimienta
8 canelones ligeramente cocidos
salsa blanca (ver procedimiento en la receta anterior)

Cocer las espinacas y colar. Entibiar la mantequilla y añadir la cebolla y el ajo, y cocinar hasta que se suavicen. Añadir los champiñones muy bien picados y cocinar 5 minutos. Añadir las espinacas y la leche y cocinar otros 2 minutos. Quitar el sartén del fuego, añadir la crema y sazonar. Engrasar un molde. Rellenar los canelones y colocarlos en él. Añadir la salsa blanca. Hornear 30 minutos a 180ºC.

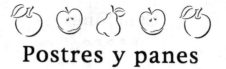

Postres y panes

Pay de yoghurt
• • • • •

1 paquete de galletas Marías
1 barra pequeña de mantequilla
1 taza de yoghurt natural
1 lata de leche condensada
canela en polvo

Moler las galletas y mezclar con la mantequilla hasta que quede una pasta suave. Extenderla en un refractario mediano a modo de costra para pay. Licuar el yoghurt con la leche. Verter en el refractario y espolvorear con canela. Hornear a 180°C durante 30 minutos o hasta que esté cuajado el pay.

Peras en hojaldre
• • • • •

4 peras Anjou o de cualquier otro tipo, maduras
200 gr de pasta de hojaldre
azúcar mascabado
huevo batido ligeramente

Pelar, quitar semillas y cortar por la mitad las peras. Extender la pasta de hojaldre en una superficie enharinada con un rodillo hasta que quede de medio centímetro de grosor. Cortar rectángulos de un poco más del doble de tamaño de las mitades de las peras. Rociar éstas con el azúcar mascabado y colocarlas en el centro del rectángulo. Doblar la pasta para cubrir la pera. Sellar con un tenedor las orillas y con el mismo tenedor hacer algunos agujeritos encima. Barnizar con huevo y hornear en una charola ligeramente engrasada a 180°C durante 30 minutos más o menos, o hasta que la pasta esté dorada y las peras, suaves. Este postre combina muy bien con helado de vainilla.

Pastel de manzana
• • • • •

375 gr de harina
1 cucharadita de canela en polvo
1 cucharadita de clavo de olor en polvo
175 gr de mantequilla
300 gr de manzanas cocidas y peladas
250 gr de pasitas
150 ml de leche
175 gr de azúcar morena
1 huevo ligeramente batido
2 cucharadas de miel
1/2 cucharada de azúcar granulada

Mezclar harina y especies con la mantequilla usando los dedos. Combinar las manzanas, pasas, leche, azúcar mascabado y añadir a la otra mezcla. Agregar el huevo. Colocar la mezcla en un molde de 20 cm. Hornear 1 hora a 170ºC. Sacar, y dejar 10 minutos en el molde. Desmoldar. Derretir la miel y cubrir el pastel con ella. Esparcir al final el azúcar granulado.

Galletas de naranja y chocolate
• • • • •

175 gr de mantequilla a temperatura ambiente
75 gr de azúcar glass
225 gr de harina cernida
1/2 cucharadita de sal
1/2 cucharadita de ralladura de naranja
60 gr de chips de chocolate

Poner todos los ingredientes, excepto los chips, en un procesador (o batir a mano) y mezclar bien. Incluir los chips y mezclar a mano. Amasar un poco. Hacer una bola con la masa y refrigerar 1 hora dentro de una bolsa de plástico. Extender la masa hasta que el grosor sea de 1/2 cm. y formar las galletas. Colocar en una charola engrasada ligeramente y hornear 10 minutos a 180ºC.

Budín de mantequilla

• • • • •

45 gr de mantequilla
140 gr de azúcar morena
2 huevos
175 gr de harina cernida
1/2 cucharadita de polvo para hornear
200 ml de agua hirviendo
140 gr de dátiles
1/4 cucharadita de bicarbonato
3/4 cucharadita de vainilla

Para la salsa:
100 gr de azúcar morena
65 gr de mantequilla
125 ml de doble crema

Para el budín, hacer una crema con la mantequilla y el azúcar. Batir los huevos en la crema de mantequilla y azúcar. Añadir la harina y el polvo para hornear. Revolver. Agregar los dátiles picados y el agua. Añadir bicarbonato y vainilla. Juntar las dos mezclas y batir bien. Engrasar un molde de 28 x18 cm. aproximadamente. Verter la mezcla y hornear a 190°C por 40 minutos. Para hacer la salsa, unir los ingredientes en un recipiente y calentar suavemente por 5 minutos. Sacar el budín del horno. Poner la mitad de la salsa encima y volver a hornear hasta que ésta hierva. Servir con el resto de la salsa por separado.

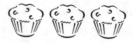

Barras de durazno y chocolate
• • • • •

150 gr de avena
50 gr de arroz u otro cereal inflado
100 gr de chabacanos secos picados finamente
60 gr de nueces picadas
100 gr de mantequilla
125 gr de miel de maple
85 gr de chocolate cortado en piezas.

Combinar avena, el cereal inflado, los chabacanos y las nueces. Poner la mantequilla y la miel en una sartén y calentar suavemente. Agregar el chocolate hasta que se derrita. Añadir esta mezcla a los ingredientes secos hasta que éstos estén bien cubiertos. Formar la pasta a lo largo en una charola de 28 x18 cm. aproximadamente. Refrigerar y cortar.

Frutas con salsa de crema dulce
• • • • •

1/4 de litro de crema
2 cucharadas de azúcar mascabado
canela en polvo
extracto de vainilla
1 pera en cubitos
1/2 taza de fresas cortadas a la mitad
1/2 taza de uvas sin semilla
1 plátano rebanado

Mezclar la crema con el azúcar. Añadir canela y vainilla al gusto, poco a poco, hasta encontrar el sabor deseado. Revolver con las frutas. Dejar unas cuantas fresas para adornar al final.

Animalitos de pan de queso
•••••

250 gr de harina
una pizca de sal
1/2 sobre de levadura en polvo (1/2 cucharadita)
1/2 cucharadita de miel
una pizca de pimienta de cayena
1 cucharadita de mostaza
150 ml de agua tibia
60 gr de queso manchego rallado
2 cucharadas de queso parmesano rallado

Para decorar:
un huevo batido
clavos de olor
ajonjolí
queso rallado

Juntar la harina y la sal en un recipiente. Añadir levadura, miel, pimienta y mostaza, y sólo el agua necesaria para hacer una masa suave. Ya que esté lista, transferir a una superficie enharinada y amasar ligeramente por 5 minutos. Introducir gradualmente el queso en la masa. Formar con ella seis figuras de animales (los niños las pueden hacer) y poner en una charola enharinada. Cubrir ligeramente y dejar crecer la masa 1 hora o hasta que doblen su tamaño. Pincelar con el huevo batido y poner los clavos como ojos. Añadir ajonjolí o queso rallado encima. Meter al horno precalentado durante 20 minutos o hasta que estén dorados a 200ºC.

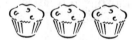

Pan de plátano

• • • • •

1/2 taza de mantequilla
1 taza de azúcar mascabado
1 1/2 tazas de puré hecho con plátanos (aprox. 4 plátanos
medianos)
1 cucharada de jugo de limón
2 tazas de harina integral
1 cucharadita de bicarbonato de sodio
1/2 cucharadita de sal
1/2 cucharadita de canela en polvo
1/2 cucharadita de clavo de olor en polvo
1/2 cucharadita de ralladura de cáscara de limón
1/2 taza de nuez picada o de pasitas (opcional)

En un tazón grande batir la mantequilla y el azúcar hasta hacer una mezcla
esponjosa. Agregar los huevos uno por uno y seguir batiendo. Añadir los
plátanos hechos puré y el jugo de limón. En otro recipiente, mezclar la
harina, el bicarbonato, la sal, la canela y la cáscara de limón. Agregar esta
mezcla a la anterior. Añadir las nueces o pasitas. Verter la mezcla final en
un molde de 23 cm. aproximadamente, previamente engrasado. Hornear
a 180°C durante 40 minutos, o hasta que el pan se vea dorado, y al meterle
un cuchillo y sacarlo, salga limpio.

Postres sin azúcar, ni miel

A continuación presentamos algunas recetas de postres que no llevan ningún tipo de azúcar, miel o melaza. Para quienes desean evitar al máximo el consumo del azúcar y los edulcorantes, éstas pueden ser buenas opciones. Para personas con problemas de diabetes, también son excelentes. Más adelante, se presentan algunas recetas más que incluyen dosis moderadas de miel.

Pan de plátano
· · · · ·

1/4 de taza de aceite
1/4 de taza de mantequilla
1/4 de taza de leche dulce (que se hace dejando
una taza de leche con 1/4 de taza de pasitas en el refrigerador
toda la noche y después colándola)
1/4 de taza de dátiles picados
2 plátanos grandes muy maduros
1 huevo grande
1 1/4 de taza de harina integral
1/2 taza de leche en polvo
1 cucharadita de bicarbonato de sodio
1/2 cucharadita de sal
1/2 taza de pasitas
1/2 taza de nueces picadas

Mezclar aceite, mantequilla, leche dulce, dátiles, plátanos y el huevo. Batir hasta que la mezcla esté suave y cremosa. Precalentar el horno a 180ºC y engrasar un molde para pan. En otro recipiente combinar harina, leche en polvo, sal y bicarbonato. Añadir esta mezcla a la mezcla líquida y combinar. Añadir pasitas y nueces y colocar la mezcla en el molde. Hornear 1 hora o hasta que esté muy dorado y si se mete un cuchillo al pan, salga limpio. Dejar enfriar 10 minutos antes de sacar del molde.

Panquecitos de naranja

• • • • •

1 1/2 tazas de harina integral
2 cucharadas de harina de soya o de leche de soya
1 cucharadita de bicarbonato de sodio
1/2 cucharadita de canela en polvo
una pizca de clavo de olor en polvo
1/4 cucharadita de sal
2 cucharadas de ralladura de cáscara fresca de naranja
(como de una naranja mediana)
1/2 taza de pasitas
3/4 de taza de jugo de naranja
2 huevos grandes
1/4 de taza de aceite

Precalentar el horno a 220°C. En un recipiente combinar harina, bicarbonato, canela, clavo, sal, ralladura de naranja y pasitas, y mezclar muy bien. En otro recipiente combinar los huevos batidos con el jugo y el aceite. Colocar esta mezcla líquida en la seca y batir hasta que la pasta esté homogénea. Verter la mezcla en los moldes para panquecitos previamente engrasados hasta 2/3 de su capacidad. Hornear 15 minutos.

Plátanos asados

• • • • •

2 plátanos medianos maduros
2 dátiles sin hueso
1/4 taza de jugo de naranja
1/2 cucharadita de extracto de almendra
5 almendras picadas

Pelar los plátanos, cortar a la mitad a lo largo y acomodar hacia arriba en una sartén engrasada. En la licuadora, mezclar dátiles con el jugo y el extracto. Colocar la mezcla encima de los plátanos. Asar 4 minutos. Dar vuelta. Esparcir las almendras picadas y seguir asando 1 o 2 minutos más. Se puede servir caliente o frío.

Pastel de frutas de Navidad

• • • • •

2 tazas de pasitas
3 tazas de frutas secas picadas (ciruelas, chabacanos,
peras, manzanas)
2 tazas de nueces picadas
1 1/4 tazas de harina integral
2 cucharadas de harina de soya o de leche de soya en polvo
2 cucharadas de leche en polvo
1/4 taza de café descafeinado en polvo
1/2 taza de jugo de uva
1/3 taza de dátiles picados
2 huevos grandes
1/3 taza de aceite

Picar y juntar las frutas y las nueces (menos los dátiles). Añadir harina y leche en polvo y revolver. Dejar a un lado. En la licuadora mezclar jugo y café en polvo. Añadir los dátiles, los huevos y el aceite, y licuar hasta que la mezcla esté suave y homogénea. Precalentar el horno a 150ºC y colocar la charola para hornear lo más abajo que se pueda. Engrasar un molde para pan. Combinar las dos mezclas, la líquida y la seca. Colocar la mezcla en el molde tratando de que quede homogénea, sin huecos; presionar con un tenedor hacia abajo para que quede pareja. Hornear 2 horas. Sacar, dejar enfriar y refrigerar para poder cortarlo.

Bolitas de crema de cacahuate
• • • • •

1 taza de pasitas
1 taza de crema de cacahuate sin azúcar
una pizca de sal
5 o 6 cucharadas de leche en polvo

Picar las pasitas y colocarlas en un recipiente grande. Añadir la crema de cacahuate y una pizca de sal, si se desea. Añadir la mitad de la leche en polvo y amasar en la otra mitad de la leche en polvo de modo que la masa no se pegue en las manos. Hacer cuarenta bolitas del tamaño de una nuez, o bien 3 rollos que, una vez refrigerados, se pueden rebanar. Refrigerar envueltos antes de cortar y de servir.

Barritas de manzana y canela
• • • • •

1/4 de taza de jugo de manzana concentrado
1/4 de mantequilla suavizada
1 huevo
1/2 taza de hojuelas de avena
1/2 taza de harina
1 cucharadita de canela en polvo
1 taza de manzanas secas picadas
1/4 de taza de pasitas
1/4 taza de nueces picadas

Mientras el jugo se derrite, picar las manzanas secas en pedazos pequeños. Precalentar el horno a 180°C y engrasar una charola. En un recipiente, mezclar el jugo, el huevo y la mantequilla. En otro recipiente, combinar avena, harina y canela. Añadir esta mezcla a la líquida y revolver bien. Agregar frutas y nueces y mezclar. Colocar la pasta en el molde de manera uniforme y hornear 20 minutos. Dejar enfriar antes de cortar las barritas.

Galletas de dátiles

• • • • •

1 3/4 tazas de harina integral
2 cucharadas de harina de soya o de leche de soya en polvo
2 cucharadas de leche en polvo
1 cucharadita de bicarbonato de sodio
1 cucharadita de sal
1/2 cucharadita de canela en polvo
1 1/3 tazas de agua
2 tazas de dátiles picados sin hueso
1/4 taza de aceite
1/4 de taza de mantequilla
2 huevos grandes
2 cucharaditas de vainilla

En un recipiente, combinar harina, leche en polvo, bicarbonato, sal y canela. En la licuadora, licuar agua, aceite, mantequilla, dátiles, huevos y vainilla. Licuar hasta que los dátiles estén finamente picados. Agregar esta mezcla a la seca. Batir uno o dos minutos hasta que la pasta esté homogénea. En una charola engrasada colocar con una cuchara bolitas dejando cierto espacio entre ellas. Hornear de 12 a 15 minutos a 180°C.

Galletas de zanahoria

• • • • •

1 taza de harina integral
1/2 taza de hojuelas de avena
1 cucharadita de bicarbonato de sodio
1/2 cucharadita de sal
1/2 cucharadita de canela en polvo
1/4 de taza de aceite
14 de taza de mantequilla
1/4 de taza de jugo de piña concentrado
1/4 de taza de jugo de manzana concentrado
1 cucharadita de vainilla
1/2 taza de pasitas (claras, de preferencia)
1/2 de taza de chabacanos secos picados
3/4 de taza de zanahoria finamente rallada
1/2 nueces picadas

Mientras los concentrados se descongelan, rallar la zanahoria y picar los chabacanos. Precalentar el horno a 180ºC y engrasar dos charolas para galletas (para 3 docenas). En un recipiente, combinar la harina, las hojuelas, el bicarbonato, la sal y la canela. En la licuadora, mezclar mantequilla, aceite, los jugos y la vainilla. Añadir esta mezcla a la seca y combinar bien. Añadir pasitas, chabacanos zanahoria y nueces. Colocar la masa con una cuchara haciendo bolitas en las charolas. Hornear de 12 a 15 minutos, o hasta que las orillas de las galletas se vean doradas. Dejar enfriar. Se pueden refrigerar o congelar.

Bolitas de cacahuate y dátiles

●●●●●

1 huevo grande
1/4 de taza de crema de cacahuate sin azúcar
1 cucharadita de extracto de vainilla
1/4 de taza de leche
1 taza de dátiles deshuesados y picados
1/2 taza de cacahuates sin sal
1/2 taza de harina integral
1/2 cucharadita de sal (o 1/4 de cucharadita si la crema o los cachuates ya tienen sal)

Precalentar el horno a 180°C. Colocar el huevo en la licuadora; después añadir la crema de cacahuate, la vainilla, la leche y los dátiles. Licuar. Parar para redistribuir los ingredientes con una espátula y seguir licuando hasta que los dátiles estén picados. Vaciar la mezcla en un recipiente y añadir cacahuates, harina y sal. Batir bien. Colocar la mezcla con una cuchara en las charolas de modo que queden bolitas o racimos (por los cacahuates) de dos centímetros de diámetro. Hornear 10 minutos. Enfriar. Se pueden refrigerar o congelar.

Gotitas de pasas

• • • • •

1 taza de leche dulce (remojada en el refrigerador
toda la noche con 1/3 taza de pasitas y luego colada)
1/3 taza de dátiles picados
2 cucharaditas de vainilla
1 huevo grande
1/3 taza de aceite
1 3/4 tazas de hojuelas de avena
1 taza de harina integral
2 cucharadas de harina de soya o de leche de soya en polvo
2 cucharaditas de polvo para hornear
1/2 cucharadita de sal
1/2 cucharadita de canela en polvo
una pizca de clavo de olor en polvo
una pizca de nuez moscada en polvo
1/2 taza de nueces picadas
1/2 taza de pasitas

Engrasar dos charolas para galletas. Combinar en la licuadora leche dulce, dátiles, vainilla, huevo y aceite. Licuar primero suavemente y luego más fuerte hasta que la mezcla esté uniforme. Añadir las hojuelas y revolver. Dejar durante 5 minutos que las hojuelas absorban humedad. Mientras, en un recipiente, combinar harina, polvo para hornear, sal y especies. Precalentar el horno a 180°C. Añadir la mezcla líquida con las hojuelas a la mezcla seca y revolver bien. Añadir nueces y pasitas y revolver de nuevo. Colocar la masa con una cuchara en las charolas y hornear de 12 a 15 minutos, hasta que estén doradas. Dejar enfriar. Se pueden refrigerar o congelar.

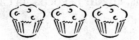

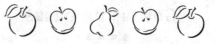

Postres con miel

Dulces de miel y leche
• • • • •

1/4 de taza de miel
1/4 de taza de crema de cacahuate
1/2 taza de leche en polvo
1/2 taza de cereal integral molido
(cualquiera que se use en los desayunos) o bien
1/2 taza de nuez molida.

Mezclar la miel y la crema de cacahuate. Añadir la leche en polvo y mezclar bien. Refrigerar para poder amasar mejor. Mojar las manos en aceite y formar bolitas. Rebozarlas en el cereal molido o en la nuez, y volver a refrigerar para que endurezcan.

Postre de chocolate
• • • • •

3 claras de huevo
2 cucharadas de miel
2 cucharaditas de vainilla
1 pizca de canela en polvo
1 cucharada grande de cocoa en polvo
1 taza de crema

Batir las claras muy bien y añadir la miel. Seguir revolviendo. Ya que estén muy bien mezclados, añadir la cocoa, la canela y la vainilla. Al final, añadir la crema.

Helado de fruta
●●●●●

300 gr de fruta helada
2 cucharadas de miel líquida
1 taza de nata

Moler en la licuadora o en la batidora la fruta. Añadir la miel y la nata. Servir con un poco más de nata encima.

Pastel de almendras
●●●●●

Para el pastel:
    1/2 kilo de harina integral
    1/2 taza de agua
    1 cucharadita de levadura
    2 cucharadas de miel
    una pizca de sal marina
    200 gr de mantequilla

Para la cobertura:
    125 gr de mantequilla
    1/2 taza de nata
    250 gr de almendras peladas y picadas
    200 gr de miel
    extracto de vainilla

Disolver la levadura en agua tibia. Calentar la mantequilla hasta que se disuelva. Añadir todos los ingredientes del pastel y amasar bien. Extender la masa en un molde con las manos mojadas. Calentar los ingredientes de la cobertura en un recipiente y revolver hasta que comience a hervir. Apagar y cuando se haya enfriado un poco, verter sobre la masa. Hornear a 190ºC durante 20 o 30 minutos (hasta que se dore).

Pastel de plátano y coco

· · · · ·

Para el pastel:

    1/4 de kilo de harina integral
    80 gr de miel
    1 huevo
    una pizca de sal marina
    canela al gusto
    1 cucharadita de levadura en polvo
    70 gr de mantequilla

Para la cobertura:

    1 1/2 kilos de plátanos
    1 limón
    2 claras de huevo
    50 gr de miel
    125 gr de coco rallado
    100 gr de fresas

Mezclar todos los ingredientes del pastel hasta que quede una masa grumosa. Dejar reposar media hora. Mientras, precalentar el horno a 200ºC. Hornear el pastel en un molde durante 20 minutos. Mientras, se pelan y se cortan en trozos los plátanos, añadir el jugo del limón y colocar los plátanos en el pastel. Añadir las fresas y la miel. Batir las claras a punto de turrón y mezclarlas con el coco rallado. Colocar esto último encima de los plátanos y de las fresas. Volver a meter al horno durante 10 minutos a la misma temperatura.

Algunos consejos
y recordatorios importantes

- Es recomendable el uso de la taza entrenadora o de tazas normales, en vez de biberón, después el primer año de edad (o antes), ya que se ha comprobado que si el bebé o niño succiona con demasiada fuerza el líquido del biberón, sobre todo si está acostado, el líquido puede llegar al oído y provocar una infección. Además, para el buen desarrollo de los dientes es mejor evitar el chupón lo antes posible.
- Limitar dulces y consumo de azúcar en general lo más que se pueda (no tenerlos en casa y llevar siempre fruta y alimentos integrales cuando salgan). Prohibirlos puede ser contraproducente.
- Dejar que el niño coma por sí solo. Aunque sea mucho más cómodo (limpio, ordenado y controlado) para la madre darle de comer al bebé o al niño, es conveniente que no le niegue la oportunidad de aprenda a comer por sí solo. De otra manera, se tardará mucho más en aprender, perderá el interés y no desarrollará ésa y otras habilidades.
- Evitar objetos o alimentos con los que se puedan atragantar, al menos hasta los 3 años: nueces enteras o en trozos grandes, cacahuates, palomitas de maíz, garbanzos, chícharos enteros, tostadas, frituras, etc.
- Establecer el hábito de tomar agua natural.
- Establecer horarios y rutinas, ya que dan seguridad, sentido del orden, y que ayudan a proporcionar una alimentación más balanceada. A la vez, salirse de la rutina de vez en cuando puede hacer al niño más flexible y adaptable.
- Lavarle los dientes al bebé desde que empieza a tenerlos, por lo menos una vez al día. Cuando el niño o la niña son más grandes, fortalecer el hábito del lavado de dientes. Aunque al principio no lo hagan muy bien, es bueno que realicen dicha tarea por sí solos. Y por supuesto, no hay que esperar a que se acuerden ellos solos de que tiene que hacerlo. Al principio, dos veces al día es suficiente.
- El chocolate en polvo no permite la absorción del calcio de la leche. Es mejor evitarlo.
- Evitar calorías "vacías". Que todo lo que consuma el niño lo alimente.
- Ofrecer porciones pequeñas y en todo caso, permitir que repita. No "asustarlo" con enormes cantidades de comida, y evitar agrandarle el estómago innecesariamente.

- No insistir demasiado en que coma; no tener al niño en la mesa más de 20 minutos si es que ya perdió el interés en la comida.
- Especialmente fomentar el gusto por los alimentos crudos, naturales e integrales. La época de calor es excelente para consumir muchas frutas y verduras crudas, solas, con limón o con dips.
- No darles a los niños comida que ha estado refrigerada durante muchos días; es mejor opción congelar.
- Para hacer papas fritas sin exceso de grasa, conviene untar de aceite las tiras de papas y meterlas al horno hasta que doren y se suavicen por dentro (de esta forma se pueden preparar todas las verduras).
- Si es posible, se recomienda consumir huevos de granja u orgánicos, que contienen menos sustancias nocivas para la salud.

Consejos para hacer atractiva y divertida la comida

- Involucrar a niñas y niños en la preparación de ciertos alimentos.
- Ofrecerles comida atractiva y variada.
- De preferencia, si se puede, que coman con otros niños, o con la familia, no aislados.
- No presionar. Insistir suavemente si no quieren comer, pero no más de quince o veinte minutos. Después de este tiempo, es mejor retirar la comida.
- No hacer de la hora de la comida un suplicio; respetar gustos, necesidades, ritmos.
- Que participen en la compra y elección de ciertos alimentos en el mercado.
- Si se trata de niñas y niños más grandes, pedir su consejo acerca de la elección del menú.
- Dar el ejemplo de buenos hábitos alimenticios. No pedir que ellos cumplan lo que uno no cumple.
- Conversar y escuchar música suave a la hora de la comida.
- Permitir que, por ejemplo, ellos preparen gran parte del desayuno del domingo, a modo de responsa-bilidad y de diversión a la vez.

Comida de rápida preparación

Entre comidas

Algunos alimentos que pueden darse como entre comidas y que son de fácil y rápida preparación son:

- Fruta seca (pasitas, chabacanos, peras, manzanas)
- Trocitos de fruta fresca
- Huevos duros
- Manzanas con crema de cacahuate o queso crema
- Trocitos de queso
- Alegría (paloma de amaranto en dulces)
- Pan integral
- Galletas integrales con mantequilla
- Frijoles cocidos sin caldo
- Trocitos de vegetales cocidos: brócoli, zanahoria, chayote
- Hot cakes fríos o calientes
- Molletes (pan con frijoles y queso derretido)
- Pan con crema de cacahuate o de avellana
- Pan con hummus
- Pan con requesón, espolvoreado con canela en polvo y azúcar mascabado (o miel)
- Rebanadas de melón con gelatina en el centro (para prepararlas, cuajar la gelatina en las mitades de los melones, y después cortar las rebanadas)
- Tiras de apio rellenas de queso crema

Para el recreo escolar (lunch)

- Palomitas de maíz
- Amaranto con chocolate
- Fruta seca
- Tofu marinado y frito
- Molletes en pan integral
- Huevos cocidos con dip de cebollín
- Galletas integrales saladas con queso crema y pepino, o queso crema y jitomate
- Rebanadas de manzana con queso crema

- Tiritas de verduras (zanahoria, jícama y pepino) con limón y mayonesa de ajo
- Gelatinas de agar agar con fruta
- Quesadillas hechas con tortillas de harina integral
- Panela (queso fresco) asada o empanizada
- Panquecitos integrales

Sándwiches:

- de rebanadas de plátano con crema de cacahuate
- de manzana y crema dulce
- de crema, pasitas y zanahoria rallada finamente
- de dátiles, nueces y miel
- de queso fresco y jitomate
- de huevo duro picado y mayonesa

Nota: algunos de estos alimentos rápidos, que sirven para entre comidas, comidas ligeras o para la escuela, también sirven para preparar menús sencillos para fiestas infantiles, días de campo o excursiones.

Algunas ideas más

Trate de hacer sándwiches atractivos y nutritivos, cortando el pan de diferentes maneras, dejándolos abiertos y adornándolos. Es una buena opción ensayar de vez en cuando para tener ideas para fiestas o días especiales. Algunos ingredientes que puede usar son: mantequilla, queso cottage, mayonesa con huevo duro picado muy fino, aguacate, queso manchego, crema de cacahuate, queso derretido. Puede decorar con verdura picada, chícharos, hojitas de yerbabuena, o con los ingredientes que se le ocurran.

Para épocas de calor, hacer paletas heladas de jugos naturales es muy buena idea. Se pueden conseguir los moldes de plástico, o bien hacerlas, pequeñas, en los moldes para hielo, cubriendo el molde, una vez que se ha vertido el líquido, con un plástico para colocar palitos a través de agujeros para que se detengan. Se pueden hacer de jugos diversos, o de yoghurt con fruta. Se les puede agregar fruta picada o en rebanadas pequeñas.

Sugerencias para desayunos

- 1/2 vaso de jugo de uva natural. Atole de avena con leche y piloncillo; 1 rebanada de pan tostado integral, o galletas integrales de avena.
- Plato de papaya con manzana y germen de trigo. Lechada de almendra y 1 pan integral tostado.
- Jugo de piña natural. 1 huevo tibio con mantequilla, unas gotas de limón y trocitos de pan integral. Té de toronjil.
- Jugo de piña. Plátanos horneados con yoghurt y nueces.
- Ensalada de peras con dátiles picados. Atole de masa con mascabado, canela, o anís de estrella. 1 rebanada de pan integral con miel.
- 1/2 vaso de jugo de zanahoria con apio. 1 manzana horneada. Atole de harina de amaranto con canela y piloncillo.
- Jugo de fresas y plátano. Muesli (ver receta). Té de toronjil.
- 3 ciruelas remojadas toda la noche con 1/2 taza de yoghurt, germen de trigo y miel. 1 rebanada de pan de centeno. Lechada de almendras.
- 1 rebanada de melón. Pan de elote. Licuado de plátano.
- Ensalada de durazno con pasitas y yoghurt. Huevo tibio. Té de manzanilla con miel de abeja.
- Avena de manzana y dátiles. Jugo de papaya.
- Ensalada de frutas. Lechada de almendras. Pan integral.
- Hot cakes de yoghurt. Jugo de guayaba con naranja.
- Jugo de zanahoria. Quesadillas sin grasa.
- Lechada de germinados. Pan francés. Rebanada de pera.
- Sándwich delicioso. Jugo de manzana.
- Yoghurt con plátano licuado. Panquecito de fruta.
- Medio vaso de jugo de manzana y uva. Omelette de calabacitas.
- Ensalada de frutas. Licuado de yoghurt con germen de trigo y miel. Té de yerbabuena.
- Malteada de yoghurt. Panquecitos de fruta.
- Gelatina de agar agar con mango. Pan integral con aguacate. Té de menta.
- Papaya con yoghurt y pasitas. Pan con hummus. Té de toronjil.
- Jugo de guayaba. Huevo revuelto con papa cocida, cocinado con poco aceite.
- Jugo de naranja y piña. Empanada de hojaldre con frijol y queso. Pasitas.
- Papaya en rebanadas. Pan de plátano y atole de germen de trigo.
- Jugo de plátano y naranja; huevo florentino; té de albahaca.

Comida rica en calorías

Las dietas vegetarianas tienden a ser bajas en calorías, ya que se basan en alimentos altos en fibra y bajos en grasas. La mayoría de los niños y adultos vegetarianos tienden a ser delgados, y a la vez sanos y resistentes. Sin embargo, algunos individuos tienen organismos con metabolismos rápidos que necesitan un consumo mayor de calorías. Esto sucede particularmente con los niños, las mujeres embarazadas, los adolescentes y los deportistas. Algunas opciones de alimentos vegetarianos altos en calorías son los siguientes:

- Granola con frutas secas
- Malteadas de leche con fruta
- Crema de cacahuate, nuez o avellana en pan integral
- Hot cakes
- Aguacate (en pan, tortillas, ensaladas)
- Hamburguesas vegetarianas
- Leguminosas: frijoles, garbanzos, lentejas
- Arroz integral (que puede ser la base para el arroz con leche)
- Pastas y papas cocidas para hacer guisados variados
- Aceitunas, nueces y semillas
- Aceite de oliva
- Plátanos
- Tostaditas con dips de aguacate, tofu o queso crema
- Quesadillas; trozos de queso
- Leche entera (no descremada ni "light")

Según Bonni Kumer (1997), nutrióloga especialista en alimentación vegetariana alta en calorías, es importante, si nuestros hijos están muy delgados y requieren una dieta más alta en calorías y en energía, seguir los siguientes consejos:

- Estar muy pendiente de cuando el niño tiene hambre. No esperar mucho tiempo para darle de comer, ya que se puede irritar, desesperar o se le puede pasar el hambre; o bien, puede comer algo no nutritivo que le quite la sensación de hambre y entonces no comerá correctamente.
- Llevar siempre consigo algo de comer cuando sale a la calle con el niño: nueces, galletas, agua natural, panquecitos, fruta, por si tiene hambre.

- Planear las comidas con cierta anticipación. Improvisar es bueno, necesario, y es una oportunidad para ser creativo; pero a la larga puede resultar en una dieta caótica y desordenada.
- Respetar los ritmos, necesidades, apetito del niño, y si éste está muy delgado, cansado, irritable, pasivo, y no come bien, es mejor consultar a un médico.

Bibliografía

Bruker, Max Otto. *Azúcar, azúcar*, Barcelona, Integral, 1994.

Chávez, Margarita. *Nutrición efectiva=cocina vegetariana*, México, Editorial Diana, 1993.

Díaz, María Elena y Sara Solorio. *Mi hijo. Alimentación vegetariana y terapias naturales para niños*, México, 1992, edición particular.

Eisenberg, A., H. Murkoff y S. Hathaway. *What to expect the first year*, New York, Workman Publishing, 1989.

Foley, Denise *et al. Guía médica de remedios caseros para niños*, México, Editorial Diana, 1996.

Hagler, Louis, *Tofu. Quik and easy*, Tennessee, The Book Publishing Company, 1986.

Karmel, Annabel. *Feeding your baby and toddler*, London, Dorling Kindersley, 1999.

Kita, Joe. Are you raising a junk-food junker? en *Parents*, EUA, Marzo, 2000.

Lemlin, Jeanne. *Quick Vegetarian Pleasures*. New York, Harper Perennial, 1992.

Lex, Jesús. *La cocina de la salud*, México, Nutrición Integral, 1988.

Lim, Sharon. Ethical eating for the whole family, en *Natural Living Today*, EUA, Nov.-Dic. 2000.

Mac Cartney, Linda. *On tour*, New York, A Bulfinch Press Book, 1998.

Montessano, Gabelo. *Naturismo. Medicina para todos*. México, Árbol Editorial, 1993

Shelov, S. (ed.) *El cuidado de su bebé*, México, Academia Americana de Pediatría, 2000.

Spock, Dr. *Tu hijo*, México, Daimon, 1978.

Thomas, Anna. *The vegetarian epicure*, New York, Vintage Books, 1972.

Warrington, Janet. *Sweet and natural*, California, The Crossing Press, 1991.

Yntema, Sharon. *Vegetarian Baby. A complete and valuable source book for vegetarian parents*, New York, McBooks Press, 1980.

Sitios de interés en la red

Better Health: www.betterhealth.vic.gov.au
Physician's Committee for Responsible Medicine: www.pcrm.org
Unesco: www.unesco.org
MSD España: www.msd.es
The Vegetarian Site: www.thevegetariansite.com
The Vegetarian Union: www.ivu.org
The Vegetarian Times: www.vegetariantimes.com

Índice de recetas

Esta obra se terminó de imprimir
en noviembre de 2007, en los Talleres de

IREMA, S.A. de C.V.
Oculistas No. 43, Col. Sifón
09400, Iztapalapa, D.F.